国家出版基金项目
NATIONAL PUBLICATION FOUNDATION

中医历代名家学术研究丛书

主编 潘桂娟

Academic Research Series of Famous
Doctors of Traditional Chinese
Medicine through the Ages

"十三五"国家重点图书出版规划项目

黎鹏程 编著

戴思恭

U0308519

全国百佳图书出版单位
中国中医药出版社
·北京·

图书在版编目（CIP）数据

中医历代名家学术研究丛书. 戴思恭 / 潘桂娟主编；
黎鹏程编著. —北京：中国中医药出版社，2022.6
ISBN 978-7-5132-6694-9

Ⅰ.①中… Ⅱ.①潘… ②黎… Ⅲ.①中医临床—
经验—中国—明代 Ⅳ.① R249.1

中国版本图书馆 CIP 数据核字（2021）第 007884 号

中国中医药出版社出版

北京经济技术开发区科创十三街 31 号院二区 8 号楼
邮政编码 100176
传真 010-64405721
河北品睿印刷有限公司印刷
各地新华书店经销

开本 880×1230 1/32 印张 7.25 字数 174 千字
2022 年 6 月第 1 版 2022 年 6 月第 1 次印刷
书号 ISBN 978-7-5132-6694-9

定价 49.00 元
网址 www.cptcm.com

服 务 热 线 010-64405510
购 书 热 线 010-89535836
维 权 打 假 010-64405753

微信服务号 **zgzyycbs**
微商城网址 **https://kdt.im/LIdUGr**
官 方 微 博 **http://e.weibo.com/cptcm**
天猫旗舰店网址 **https://zgzyycbs.tmall.com**

如有印装质量问题请与本社出版部联系（010-64405510）
版权专有 侵权必究

2005 年国家重点基础研究发展计划（973 计划）课题"中医学理论体系框架结构与内涵研究"（编号：2005CB532503）

2009 年科技部基础性工作专项重点项目"中医药古籍与方志的文献整理"（编号：2009FY120300）子课题"古代医家学术思想与诊疗经验研究"

2013 年国家重点基础研究发展计划（973 计划）项目"中医理论体系框架结构研究"（编号：2013CB532000）

国家中医药管理局重点研究室"中医理论体系结构与内涵研究室"建设规划

"十三五"国家重点图书、音像、电子出版物出版规划（医药卫生）

2021 年度国家出版基金资助项目

项目来源及国家重点图书出版计划

前言

中医理论肇始于《黄帝内经》《难经》，本草学探源于《神农本草经》，辨证论治及方剂学发轫于《伤寒杂病论》。在此基础上，历代医家结合自身的思考与实践，提出独具特色的真知灼见，不断革故鼎新，充实完善，使得中医药学具有系统的知识体系结构、丰富的原创理论内涵、显著的临床诊治疗效、深邃的中国哲学背景和特有的话语表达方式。历代医家本身就是"活"的学术载体，他们刻意研精，探微索隐，华叶递荣，日新其用。因此，中医药学发展的历史进程，始终呈现出一派继承不泥古、发扬不离宗的繁荣景象。

中国中医科学院中医基础理论研究所，自2008年起相继依托2005年国家重点基础研究发展计划（973计划）课题"中医学理论体系框架结构与内涵研究"、2009年科技部基础性工作专项重点项目"中医药古籍与方志的文献整理"子课题"古代医家学术思想与诊疗经验研究"、2013年国家重点基础研究发展计划（973计划）项目"中医理论体系框架结构研究"，以及国家中医药管理局重点研究室（中医理论体系结构与内涵研究室）建设规划，联合北京中医药大学等16所高等院校及科研和医疗机构的专家、学者，选取历代具有代表性或学术特色突出的医家，系统地阐释与解析其学术思想和诊疗经验，旨在发掘与传承、丰富与完善中医理论，为提升中医师临床实践能力和水平提供参考和借鉴。本套丛书即是由此系列研究阶段性成果总结而成。

综观历史，凡能称之为"大医"者，大都博览群书，学问淹博赅洽，集百家之言，成一家之长。因此，我们以每位医家的内容独立成书，尽可能尊重原著，进行总结、提炼和阐发。本丛书的另一个特点是，将医家特色学术观点与临床实践相印证，尽可能选择一些典型医案，用以说明理论的实践价值，便于临床施用。本丛书列选"'十三五'国家重点图书、音像、电子出版物出版规划""医药卫生"类项目，收载民国及以前共 102 名医家。第一批 61 个分册，已于 2017 年出版。第二批 41 个分册，申报 2021 年国家出版基金项目已获批准，出版在即。

丛书各分册作者，有中医基础和临床学科的资深专家、国家及行业重点学科带头人，也有中青年骨干教师、科研人员和临床医师中的学术骨干，来自全国高等中医药院校、科研机构和临床单位。从学科分布来看，涉及中医基础理论、中医各家学说、中医医史文献、中医经典及中医临床基础、中医临床各学科。全体作者以对中医药事业的拳拳之心，共同努力和无私奉献，历经数年完成了这份艰巨的工作，以实际行动切实履行了"继承好、发展好、利用好"中医药的重大使命。

在完成上述科研项目及丛书撰写、统稿与审订的过程中，研究团队暨编委会和审订委员会全体成员精益求精之心始终如一。在上述科研项目负责人、丛书总主编、中国中医科学院中医基础理论研究所潘桂娟研究员主持下，由常务副主编陈曦副研究员、张宇鹏副研究员及各分题负责人——翟双庆教授、钱会南教授、刘桂荣教授、郑洪新教授、邢玉瑞教授、马淑然教授、文颖娟教授、陆翔教授、杨卫彬研究员、崔为教授、江泳教授、柳亚平副教授、王静波副教授等，以及医史文献专家张效霞教授，分别承担或参与了团队的组织和协调，课题任务书和丛书编写体例的起草、修订和具体组织实施，各单位课题研究任务的落实和分册文稿编写、审订等工作。编委会多次组织工作会议和继续教育项目培训，推进编撰工作进度，确保书稿撰写规范，并组织有关专家对初稿进行审订；最终，由总主编与常务副主编对丛书各分册进行复审、修订和统稿，并与全体作者充分交流，对各分册内容加以补充完善，而始得告成。

2016 年 2 月，国家中医药管理局颁布《关于加强中医理论传承创新的若干意见》，指出要"加强对传承脉络清晰、理论特色鲜明的古代医家的学术思想研究"。2016 年 2 月，国务院颁布《中医药发展战略规划纲要（2016—2030 年）》，强调"全面系统继承历代各家学术理论、流派及学说"。上述项目研究及丛书的编写，是研究团队对国家层面"遵循中医药发展规律，传承精华，守正创新"号召的积极响应，体现了当代中医人敢于担当的勇气和矢志不渝的追求！通过此项全国协作的系统工程，凝聚了中医医史、文献、理论、临床研究的专门人才，培育了一支专业化的学术队伍。

在此衷心感谢中国中医科学院及其所属中医基础理论研究所、中医药信息研究所、研究生院，以及北京中医药大学、陕西中医药大学、山东中医药大学、云南中医药大学、安徽中医药大学、辽宁中医药大学、浙江中医药大学、成都中医药大学、湖南中医药大学、长春中医药大学、黑龙江中医药大学、南京中医药大学、河北中医学院、贵州中医药大学、中日友好医院 16 家科研、教学和医疗单位对此项工作的大力支持！衷心感谢中国中医科学院余瀛鳌研究员、姚乃礼主任医师、曹洪欣教授与北京中医药大学严季澜教授在项目实施和本丛书出版过程中给予的悉心指导与支持！衷心感谢中国中医药出版社有关领导及华中健编辑、芮立新编辑、伊丽萦编辑、鄢洁编辑及丛书编校人员的辛勤付出！

在本丛书即将付梓之际，全体作者感慨万千！希望广大读者透过本丛书，能够概要纵览中医药学术发展之历史脉络，撷取中医理论之精华，承绪千载临床之经验，为中医药学术的振兴和人类卫生保健事业做出应有的贡献！

由于种种原因，书中难免有疏漏之处，敬请读者不吝批评指正，以促进本丛书的不断修订和完善，共同推进中医历代名家学术的继承与发扬！

《中医历代名家学术研究丛书》编委会

2021 年 3 月

凡
例

一、本套丛书选取的医家，为历代具有代表性或特色思想与临床经验者，包括汉代至晋唐医家 6 名，宋金元医家 19 名，明代医家 24 名，清代医家 46 名，民国医家 7 名，总计 102 名。每位医家独立成册，旨在对医家学术思想与诊疗经验等内容进行较为详尽的总结阐发，并进行精要论述。

二、丛书的编写，本着历史、文献、理论研究有机结合的原则，全面解读、系统梳理和深入研究医家原著，适当参考古今有关该医家的各类文献资料，对医家学术思想和诊疗经验加以发掘、梳理、提炼、升华、概括，将其中具有理论意义、实践价值的独特内容阐发出来。

三、丛书在总体框架上，要求结构合理、层次清晰；在内容阐述上，要求概念正确，表述规范，持论公允，论证充分，观点明确，言之有据；在分册体量上，鉴于每个医家的具体情况不同，总体要求控制在 10 万～ 20 万字。

四、丛书的每一分册的正文结构，分为"生平概述""著作简介""学术思想""临证经验"与"后世影响"五个独立的内容范畴。各分册将拟论述的内容按照逻辑与次序，分门别类地纳入以上五个内容范畴之中。

五、"生平概述"部分，主要包括医家姓名字号、生卒年代、籍贯等基本信息，时代背景、从医经历以及相关问题的考辨等。

六、"著作简介"部分，逐一介绍医家的著作名称（包括现存、已经亡佚又经后人辑复的著作）、卷数、成书年代、主要内容、学术价值等。

七、"学术思想"部分，分为"学术渊源"与"学术特色"两部分进行论述。前者重在阐述医家之家传、师承、私淑（中医经典或前代医家思想对其影响）关系，重点发掘医家学术思想的历史传承与学术渊源；后者主要从独特学术见解、学术成就、学术特点等方面，总结医家的主要学术思想特色。

八、"临证经验"部分，重点考察和论述医家学术著作中的医案、医论、医话，并有选择地收集历代杂文笔记、地方志等材料，从中提炼整理医家临床诊疗的思路与特色，发掘、总结其独到的诊治方法。此外，还根据医家不同情况，以适当方式选录部分反映医家学术思想与临证特色的医案。

九、"后世影响"部分，主要包括"学术影响与历代评价""学派传承（学术传承）""后世发挥"和"国外流传"等内容。其中，对医家的总体评价，重视和体现学术界共识和主流观点，在此基础上，有理有据地阐明新见解。

十、附以"参考文献"，标示引用著作名称及版本。同时，分册编写过程中涉及的期刊与学位论文，以及未经引用但能体现一定研究水准的期刊与学位论文也一并列出，以充分体现对该医家研究的整体状况。

十一、附以丛书全部医家名录，依照时间先后排列，以便查验。

十二、丛书正文标点符号使用，依据中华人民共和国国家标准《标点符号用法》（GB/T 15834—2011）。医家原书中出现的俗字、异体字等一律改为简化正体字，个别不能对应简化字的繁体字酌予保留。

《中医历代名家学术研究丛书》编委会

2021 年 3 月

内容提要

　　戴思恭，字原礼，号肃斋；生于元泰定元年（1324），卒于明永乐三年（1405）；明代浦江（今浙江省浦江县）人，元末明初著名医家。代表著作有《证治要诀》《证治要诀类方》《推求师意》及校补的《金匮钩玄》。戴思恭承其师朱丹溪"阳常有余，阴常不足""气常有余，血常不足"之论，提出"气属阳动作火论""血属阴难成易亏论"等。戴思恭阐述朱丹溪之痰证学说、郁证学说，且多有发挥，有独到见解；对于中医学的理论发展，产生了比较广泛而深远的影响。本书内容包括戴思恭的生平概述、著作简介、学术思想、临证经验、后世影响等。

戴思恭，字原礼，号肃斋；生于元泰定元年（1324），卒于明永乐三年（1405）；明代浦江（今浙江省浦江县）人，元末明初著名医家。代表著作有《证治要诀》《证治要诀类方》《推求师意》及校补的《金匮钩玄》。戴思恭承其师朱丹溪"阳常有余，阴常不足""气常有余，血常不足"之论，提出"气属阳动作火论""血属阴难成易亏论"等。戴思恭阐述朱丹溪之痰证学说、郁证学说，且多有发挥，有独到见解；对于中医学的理论发展，产生了比较广泛而深远的影响。如戴思恭之"郁证主中焦说"有论有法，理、法、方、药完备，堪补朱丹溪"六郁"之说之未逮；戴思恭治痰用药，秉承了朱丹溪所论治痰药物的功效和协同配伍方式。临床实践中，戴思恭又根据病情、病位、病性等不同，进行辨证施治，体现出圆机活法；其治痰之法，较其师朱丹溪更进了一步。后世医家论郁、论痰者，言必宗朱丹溪、戴思恭之学说。此外，其对中风、三消、泄泻、滞下等病证的病因病机及辨证施治亦有详细阐述，为后世治疗上述疾病提供了宝贵的经验。其私淑弟子汪机、王宾、盛寅等，都深受戴思恭的学术思想影响。

现代以来，关于戴思恭的学术研讨情况，根据中国知网（CNKI）、维普期刊资源整合、万方数据资源，已发表期刊论文、学位论文及会议论文共 60 余篇。以上文献中，涉及戴思恭的生平和著作的介绍、亲族考证、著作版本考证、对丹溪学说的贡献、学术思想的提炼以及对某些具体病（如泄泻、咳嗽等）的治疗经验。其中，对戴思恭及其临床经验研究并不多，然戴思恭作为临床大家，临证实践，切中病机，辨证精准，遣方用药，灵活多变，疗效卓著，仍有可深入研究的空间。此外，对戴思恭学术思想的论述也只见散在的论述，其学术思想尚需更进一步的梳理。汪机、王宾、盛寅等医家，得益于戴思恭的著作；其评价、发挥之论，为研究戴思恭的后世影响提供了更多材料。上述文献，对于传承和研究戴思恭的学术思想和临证经验有启示意义。目前，尚未见有关戴思恭的研究专著。

本次整理研究依据的戴思恭著作版本:《秘传证治要诀及类方》，采用才维秋、赵艳、胡海波等点校铅印本，1998年由中国中医药出版社出版;《推求师意》，采用左言富点校铅印本，1984年由江苏科学技术出版社出版;《金匮钩玄》，采用竹剑平、王英等点校铅印本，2006年由人民卫生出版社出版。

本次整理研究，旨在全面、系统地梳理戴思恭的生平、代表著作、学术思想、临证经验、后世影响;集戴思恭所编撰医学著作之大成，参阅与其相关的中医药学古典著作;参考近现代出版的图书、发表的期刊、学位论文、会议论文等;尽可能完整呈现其生平，详细介绍其现存著作，深入探讨、挖掘其独特的学术思想特点，总结提炼其临证经验与辨证论治规律，系统整理其学术成就。其中，尤以阐述戴思恭独特的学术思想、临证经验与辨证论治规律为重点，力求达到全面展现其学术特色、学术成就，突出其独有的创新理论和临证经验，从而促进中国历代名家学术理论与临证经验的传承和弘扬，并有助于提升当代中医从业人员的中医思维水平和临床诊疗能力，对读者在学术理论和临床实践上有所裨益。

本书在编写过程中得到中国中医科学院中医基础理论研究所潘桂娟教授的悉心指导，在此表示深深的谢意!

在此，衷心感谢参考文献的作者及支持本项研究的各位同人!

湖南中医药大学　黎鹏程

2020年6月

目
录

戴思恭

生平概述

戴思恭，字原礼，号肃斋；生于元泰定元年（1324），卒于明永乐三年（1405）；浙江浦江人，元末明初著名医家。代表著作有《证治要诀》《证治要诀类方》《推求师意》及校补的《金匮钩玄》。戴思恭承其师朱丹溪"阳常有余，阴常不足""气常有余，血常不足"之论，提出"气属阳动作火论""血属阴难成易亏论"等。戴思恭阐述朱丹溪之痰证学说、郁证学说，且多有发挥，有独到见解，对于中医学的理论发展产生了比较广泛而深远的影响。

一、时代背景

戴思恭生活在元末明初时期，其学术思想的形成和临床经验的总结，受到当时医学背景和社会因素的影响。

（一）宋金元时期的医学发展

宋金元各代政府，均重视中医学的发展。如建立中医机构，提高医学家的社会地位；文人知医、习医成为风尚，以及儒医的大量出现等。北宋政府重视医学，为中医学的发展创造了良好的氛围，建立了中医药管理与教学、研究机构，设置等同于文官的"大夫""翰林"等医疗官职，将中医学与"三学"（太学、武学和律学）并立，提高了中医学的社会地位。北宋政府重文轻武，重用文人治国，知识分子言论自由，可以充分表达或发挥自己的学术观点，形成学术争鸣，因此学术研究环境宽松，中医学在此环境下也得到了长足的发展与进步。金代政府也重视发展中医学，如海陵王于贞元元年（1153）下令在宣徽院下设立专门为帝王贵族服务的太医院，并兼管教学工作；将院长官职定为五品，选拔优秀人才到太医院任职。如金章宗数次邀请刘完素到太医院任职，张从正临证主张攻邪为主，善用汗、吐、下三法而闻名于世，因医术精湛被推荐到金代太医院工作。元代政府重视医学，沿用金制设立太医院，并成为独立机构，掌管全国医事。太医院分为御医系统，负责中医教育的"医学"系统，负责医户差役、词讼的官医系统及惠民药局系统。

宋金元时期，政府制定发展中医的政策，是中医学发展创新的最重要因素之一。北宋政府继承唐代的医学制度，建立了更为完善的中医药管理机构，以加强对全国中医药的有效管理，为金元"新学肇兴"及后世的国家中医药管理机构，奠定了组织基础。如北宋政府相继设置翰林医官院、尚药局、御药院、太医局、校正医书局、熟药所等机构。北宋继承唐代中医教育制度，并逐渐完善，特别是设置专门的中医学校——太医局，改变了传统的师徒相授及自学为主的中医教育模式，培养了大批中医药人才。政府出资组织校勘整理出版古医籍，并组织编纂中医药著作。如北宋大观元年（1107），政府诏令裴宗元、陈师文，将官药局所收处方加以校订，编成《太平惠民和剂局方》；后经多次增补，于南宋绍兴二十一年（1151），经许洪校订成《太平惠民和剂局方》。

南宋沿袭了北宋的中医教育，南宋嘉定五年（1212），太医局何大任为使更多人熟悉考试的题型和答题格式，"遂相与搜括近年合格程文，拔颖取尤，每科依式各列三场；仍分类当治之经，冠于篇首，捐俸锓梓，以广其传；使凡有志于斯者，得所秫式，翕然肯来；傥异才由是而出，庶无负科目之设"（《钦定四库全书·太医局诸科程文格原牒》），所编《太医局诸科程文格》，成为难得的中医学考试史料，说明南宋中医教育也在实施。南宋继承北宋熟药所卖中成药的优良传统，于南宋绍兴六年（1136）在临安设熟药所4处；其一为和剂局，由翰林医官院选保医官辨验药材。南宋绍兴十八年（1148）改熟药所为"太平惠民局"。熟药所的设立，使《太平惠民和剂局方》得以推广，中成药使用有所普及，给民众医治疾病带来了便利。这些制度的制定及实施，促进了中医学的发展与进步。

蒙古族人民生活在北方寒冷地带，由于地理环境恶劣、迁徙与战争频繁，再加上文化发展进程限制，与中原地区相比，医药水平落后，缺医少药。因此，元政府对中医药人才十分重视。蒙古族兵将攻城，屠杀极惨，但独不杀工匠而俘作奴隶；医生也视同匠艺，得以免死。从成吉思汗到忽必烈，元代早期的几个君主都重视中医药，建立太医院，实施三皇庙制度。元宪宗时，征著名医学家罗天益为太医。元代继承金代医学制度，设置太医院，并成为独立的最高医事机构，掌管全国医事。元代中医教育以地方为主。南宋景定三年（1262），元世祖忽必烈下令重建久已废弛的各路中医教育，制定教学条例及其施行方法，规定医学必须建有祭祀伏羲、神农和黄帝的三皇庙，尊三皇为"医家之祖"。元代医生地位较高，忽必烈的不少御医，大多数是以二、三品高官告老，说明蒙古族人民对中医药的重视和对人才的渴求。

宋金元时期，战争频繁，社会动荡。因而，疫病流行，或饥饿劳役，或惊恐不安，或恣情纵欲，致使北方外感热病盛行，中州脾胃内伤居多，南方以湿热病、阴虚精亏证为甚。由于疾病谱发生巨大变化，仍墨守张仲景《伤寒论》成规，滥用《太平惠民和剂局方》，或操古方治今病，其势不能尽合，难以满足临床需要。在上述情况下，促使宋金元医家深入研究新疾病的发生、发展及传变规律，探索新的防治方法，这是中医学创新发展的重要动力。

总之，宋金元时期，统治者对中医学高度重视，鼓励并支持发展中医，提高医生与中医学的地位，建立中医药管理机构，开办中医教育，编纂并校勘中医著作。面对疾病谱的改变，如疫病、外感热病、脾胃内伤、湿热病、阴虚精亏证等增多，以及基础理论发展严重滞后，临床缺乏有效治疗方法与新方剂的现状，著名医学家，如刘完素、张元素、李东垣、朱丹溪、罗天益等众多医家，敢于疑古，勇于创新。这些医家在继承总结前人经验的基础上，结合自己的临床实践，注重基础理论与临床并举，标新立异，争创新说，形成了以刘完素为代表研究外感火热为主的河间学派、以张元素为代表研究脏腑病机的易水学派、以李东垣为代表研究脾胃内伤学说的补土派、以张从正为代表研究攻邪理论的攻邪派、以朱震亨为代表研究相火为病的丹溪学派等学术流派。宋金元医家的学术争鸣，促进了中医学的发展创新与繁荣。

戴思恭在上述良好的医学学术争鸣的局面下，形成了严谨治学的学术态度。

（二）元末明初的社会背景

戴思恭的一生，在元代末年至明代初年度过。元代后期，皇族内部争夺帝位的斗争日益剧烈，朝廷大权逐渐被分割到握有实权的大臣手中。王公官吏贪婪无度，利用权力出卖官职、爵位，聚敛财富。例如，"所属始参曰'拜见钱'，无事白要曰'撒花钱'，逢节曰'追节钱'，生辰曰'生日钱'，管事而索曰'常例钱'，送迎曰'人情钱'，勾追曰'赍发钱'，论诉曰'公事钱'"（《草木子·杂俎篇》）。朝廷内可谓乌烟瘴气，一片混乱，搞得"数十年来风俗大坏，居官者习于贪，无异盗贼，已不以为耻，人亦不以为怪。其间颇能自守者，千百不一二焉"（《曾文正公文集·卷十四》）。元代末年，元顺帝在位期间，在阶级压迫和民族压迫之下，加之时遇大旱灾害，导致国内民不聊生，不断爆发农民起义。元顺帝虽然实施了"至正更化"，但由于社会积弊太深、监察官员的腐败、改革方向出现错误，以及其他各方面的原因，最后归于失败。最终，红巾军起义推翻了元朝，朱元璋加入郭子兴队伍。元惠宗至正二十四年（1364），朱元璋建立西吴，元惠宗至正二十八年（1368），元顺帝退出大都（北京），元亡。1368年，朱元璋利用元末农民大起义的有利形势，称帝于南京，国号大明，年号洪武。朱元璋（明太祖）建立明朝政权后，面对社会不够安定，经济极其凋残的局面，在政治、军事、经济等方面采取了一系列措施。明太祖感到丞相和行中书省的职权过大，于明洪武八年（1375）撤销行中书省，改设置"三司"，即：主管一省民政、财政的承宣布政使司，主管刑法的提刑按察使司，主管军队的都指挥使司。"三司"互不统属。明洪武十三年（1380），又撤销中书省，废除了自秦汉以来沿用了1000余年的宰相制度，而将其职权分别划归吏、户、礼、兵、刑、工六部。六部尚书执行皇帝命令，皇帝权力因此愈加增大。为加强对百姓的管理，以及分派、收缴赋税，建立里甲制度。为了加强对军权的掌握与军队的管理，中央设有兵部和五军（中、左、右、前、后）都督府。为巩固其统治及加强北方与其他边远地区防务，实行了分封制。洪武之治期间，朝廷轻徭薄赋，恢复社会生产，确立里甲制，维护地方治安，严惩贪官污吏，使得社会经济得到恢复和发展。与此同时，朱元璋继续派兵北伐蒙古，有力地维护了社会稳定。经过这一系列改革措施的实施，使阶级矛盾缓和，社会生产力得到发展，农产品、手工业产品大量增加，商品化进程加快，社会安定。但朱元璋的海禁政策，却在一定程度上阻碍了社会经济发展。早期的海禁，主要是商禁，即禁止中国人到海外经商，也使外国商人除进贡外，不能到中国从事商业活动。这导致与明政府素好的东南亚各国，也不能来中国进行贸易和文化交流。明代中期，朝廷误以为"倭患起于市舶，遂罢之"，最终全面海禁，但事实上却产生了很大的负面影响。"海滨民众，生理无路，兼以饥馑荐臻，穷民往往入海从盗，啸集亡命""海禁一严，无所得食，则转掠海滨"（《天下郡国利病书》，册二十六），甚至"国初两广、漳州等郡不逞之徒，逃海为生者万计"（《西园闻见录》《防倭》卷五十六）。倭寇平息后，才逐步解除海禁。

明建文元年（1399），明太祖第四子燕王朱棣，夺国即位后是谓明成祖，继续强化中央集权，建内阁制以协助其处理政事，同时继续实行削藩措施。为了加强对北方和东北地区的统治，他决定将都城移往北京；经过10年规划营建，于明永乐十九年（1421）迁都北京。明成祖朱棣在位时期，国泰民安，疆域辽阔，大力开拓海外交流，形成一派繁荣景象，具有数千年悠久历史的中华物质文明与精神文明发展到新的高度，这段时期被称为"永乐盛世"。此"永乐盛世"，是中国封建时代最辉煌的时期之一。永乐年间（1403—1424），明成祖朱棣先后命解缙、姚广孝等主持编撰《永乐大典》，此为当时世界上最大的百科全书，比18世纪中叶出版的《大英百科全书》和《法国百科全书》还要早300多年。《不列颠百科全书》在"百科全书"条目中，称中国明代编撰的《永乐大典》，为"世界有史以来最大的百科全书"。这一时期，更有郑和七次下西洋之壮举，强有力地促进了东西方的交流，其中也包括医药方面的交流。

明洪武年间（1368—1398）和永乐年间（1403—1424），政治稳定、经济繁荣，促进了中医学理论的发展和创新。

（三）明代初期重视医药

明代初期，统治阶级对中医药十分重视。明洪武四年（1371）三月，明太祖朱元璋下诏曰："三皇继天立极，开万世教化之原，讵于药师可乎？"明代在祭祀三皇时，都把历代名医作为从祀，各府州县以此为遵。这种提高医生地位的做法，对从事医药工作的医生，产生了极大的激励作用。明代医事制度完备，设有的太医院、御药房等均同金元制，且军队中也设有军医院。据《明史·百官志》记载："太医院院使一人（正五品）；院判二人（正六品）；其属御医四人（正八品），后增十八人（隆庆五年定设十人）；吏目一人（从九品，隆庆五年定设十人）；生药库、惠民药局各大使一人，副使一人。"明洪武六年（1373），置御药房于内府。此外，明代医疗分科细且考试严格。如《明史·百官志》载："太医院掌医疗之法，凡医术为十三科，医官、医生专科肄业，曰大方脉，曰小方脉，曰妇人，曰疮疡，曰针灸，曰眼，曰齿，曰接骨，曰伤寒，曰咽喉，曰金镞，曰按摩，曰祝由；赠医家子弟择师而教之，三年、五年二试，再试，三试，乃黜黜之。"由于医学教育的严格要求，严格训练，有利于促进中医药人才的培养和成长，从而促进了明代医学的进步与发展。

二、生平纪略

据《浦阳建溪戴氏族谱》记载，"戴氏世居浦江马剑九灵山下"，即明代浦江（今浙江省浦江县）人。戴思恭的生平，在后世医家著作中均有记载，在其现存著作《证治要诀》《证治要诀类方》《推求师意》及校补的《金匮钩玄》中，亦有一些线索，《古今图书集成·医部全录》中记载最为详尽。通过这些资料，我们可以窥见戴思恭的生平概况。关于戴思恭的名号问题，一直有所争议。《宗谱·世纪》所载与《行状》相同，谓"思恭，字原礼，以字行，号肃斋"。《宗谱·文辞》中，还载有渭北张季昭所题"肃斋像赋并序"，曰"肃斋，太医院使戴公原礼之别号也"。但在《证治要诀》阴疝、胁痛、胎前产后诸篇后，又有"戴复庵曾用之""戴复庵云"等语。根据《中国医籍考·卷五十四·方论三十二》记载："医史补传略曰：戴思恭，字原礼，以字行，婺州浦江人也，家世儒业，究心医术，而志在泽物。少随父垚徒步至义乌，从朱丹溪先生游；先生见其颖悟绝伦，乃尽授其术。原礼以之治疗诸病，往往奇验甚众。"当时游朱丹溪之门者，弟子颇多，唯戴原礼父子最得其传，后世称戴思恭为"震亨高弟"。父早卒，戴原礼之医名盛行浙之东西。晚年遭际圣明，以名医被征为御医，官至太医院使。宋学士景濂有文赠之，亟称其医术之妙，非一时诸人可及。平生著述不多见，仅有订正朱丹溪《金匮玄钩》3卷，间以己见，附着其后。又有《证治要诀》《证治类方》《类证用药》总若干卷，皆檃栝朱丹溪之书而为之，君子以为无愧师门云。其中，《证治要诀》及《证治类方》二稿（赵琦美《脉望馆书目》作戴复庵方书二本），经杭州灵隐永乐寺僧缵西绪录出，明英宗正统六年（1441）交与巡抚浙江的监察御史陈嶷组织人员整理，始公之于世。清代常熟藏书家钱曾记曰："戴原礼《证治要诀》十二卷，复庵受文皇宠顾，供奉之余，著为此书。"（《中国医籍·卷五十四·方论三十二》）由此可见，戴复庵亦应为戴思恭之别号。

戴思恭出身于读书世家，戴思恭的祖父戴暄及父亲戴垚，皆以儒学相承，其父戴垚曾当过医生。戴思恭自幼好学，博览群书，对医学有着十分浓厚的兴趣，旁涉星象、风鉴之术；但其尤嗜医书，志在救世济人。其母亲患病后遭庸医误治，更加坚定了戴思恭学医的信念。当时，邻县乌份朱震亨（丹溪）医学大行，年少的戴思恭即随父亲戴垚徒步到乌伤（今浙江义乌古名），拜著名医家朱丹溪为师。戴思恭弱冠之年，随其父戴垚一同拜朱丹溪为师，其叔父，元末诗人戴良，为朱丹溪挚友，亲撰《丹溪翁传》，也曾为其侄戴原礼拜朱丹溪为师学医起到作用。《明史·方技传》有"戴氏受学于义乌朱震亨……爱思恭才敏，尽以医术授之"的记载。追溯其恩师朱震亨的学术思想，先于朱熹四传弟子许谦研习理学，后又师从罗天益学医，而罗天益则拜师于荆山浮屠，荆山浮屠是金元四大家之一的刘完素的学生。朱丹溪观其聪颖好学，则传授其诸家医药要旨。可以说从那时起真正开启了戴思恭的行医生涯。戴思恭勤奋好学，获益颇多。如其临床用药融通圆滑，不仅全面继承朱丹溪滋阴的学术思想，而且有自己独到的见解。当时受业于朱门的弟子很多，唯独戴思恭和其父戴垚最受朱丹溪的赏识，得到的传授亦最为精深。其父早卒。戴思恭到中年的时候，因精湛的医技和高尚的医德而名扬于当时。如大学士宋濂称其医术之妙，非一时诸人可及；萧山医家楼英，亦佩服戴思恭"才思敏捷，好学能文"，且"以兄事之，亦以师礼之也"。

名儒吴人王宾，字仲光，慕名前来向戴思恭请教学医之道，戴思恭仅建议其熟读《素问》而已。王仲光也深知戴思恭之意，先在经典理论上下功夫，再进一步运用于临床，从而将理论与临床很好地结合。于是独自在家中学习《素问》三年，后戴思恭前往其家中拜访，与其交谈一番后，称赞其深厚的医学造诣，并表明自己不及王仲光，还与其结交为好友。当时，戴思恭藏有《彦修医案》10 卷，秘不肯授王宾，后王宾趁戴思恭外出之际，径取之归。后来，王宾熟读戴思恭所著《彦修医案》10 卷，掌握其精髓，复讨究《黄帝内经》（以下简称《内经》）以下诸方书。于是，王宾也因此学有所成，终成一代名医。

明洪武十九年（1386），戴思恭 63 岁。其医道已名声远扬，逢明太祖朱元璋患病，遂诏戴思恭入朝，药后刻日奏效，后又巧治皇后"跨马痈"。戴思恭独出心裁，巧妙地使用特制椅子，用撒药粉求印影的办法，来诊断跨马痈的病情；然后削一把篾刀，于消炎止痛的药粉之下，戴思恭再次请皇后用力坐于药粉上，一举获得成功。该法既避过不便，又使皇后无术前紧张，也无术后痛苦，一切进行得自然轻松，令人赞叹不已。明太祖很欣赏戴思恭的才华，让他在太医院任御医，戴思恭以年老多病为由辞谢。其后，又逢燕王朱棣（即后之明成祖）患瘕痕（腹内结块），韩爽细观其病情，治疗无效；明太祖请戴思恭前往治疗。戴思恭详细询问韩爽之后，认为其用药是正确的。但为何未见疗效？戴思恭经一番思考后，遂问燕王喜食何物，燕王回答喜食生芹菜。戴思恭认为这就是原因所在，投药一剂，夜间暴泻，发现排泄物中竟是细蝗。原来水芹生于水边，内多蚂蟥，食之若不洁净，细蟥吞之于腹，由此而病瘕痕。戴思恭以驱虫泻下之药，驱下蚂蟥，故而取效。于是，明太祖召选袁宝、王彬、王彦昭为弟子从学于戴思恭。由此，明太祖更加器重戴思恭的才能。

戴思恭的一生，大部分时间在乡间度过。戴思恭娶诸暨杨氏为妻，生有二子，其妻与子皆先于戴思恭去世。戴思恭交友广泛，平生与宋濂、楼英、僧缵西绪等结交为挚友。

在明太祖召见戴思恭之前，戴思恭一直在民间为百姓治病，直至恩师朱丹溪辞世20余年，戴思恭仍然在乡间行医。行医期间，他接触了大量的临床病例，加上师承的学术思想及《内经》《难经》及宋金元诸家学术论点，将理论与临床有机结合，积累了宝贵的行医经验。戴思恭应召进宫，当时已63岁。在宫内多次治愈明太祖及皇后马氏等人之疾患，深受明太祖的信任和敬重，在宫中可谓德高望重。从史料记载的医案可以看出，戴思恭诊病不被表象所迷惑，辨证、诊脉精准。其"辨证"之功，非一般医生所能及，正因其善于辨证求本，故也善于施治，对证下药，效果奇佳。如其以大承气汤治愈其堂叔戴仲章的"奇寒"证，用涌吐法治姑苏（苏州）朱子明妻"长号怪症"，重用参、芪治愈留守卫吏陆仲容妻之"怪热"证，巧用石榴皮治愈恩师书友之腹痛、腹泻病等，令人拍手称赞。戴思恭将理论与临床有机结合起来，形成了具有戴氏特色的医学学术思想，终成一代名医。

值得一提的是，从史料记载来看，戴思恭赢得了明太祖、建文帝以及永乐帝三代皇帝的一致信任。实际上，朱、戴两家早有过节，朱元璋曾逼死戴思恭的亲叔叔戴良。但戴思恭并未一直怀恨在心，亦未被仇恨冲昏头脑，始终以一名医生的身份，怀着救死扶伤的态度对待需要医治的朱家人，足以见其医德之高尚。垂暮之年的戴思恭，对恩师朱丹溪仍然怀有深深的敬重。戴思恭病逝之前，还抱病祭奠了恩师朱丹溪的陵墓。朱丹溪治病堪称奇效，往往一帖见效，故称"朱一帖"。戴思恭也得恩师真传，用药大胆精当；治疑难杂证，常数味草药，药到病除。戴思恭不仅较为完整地继承了朱丹溪的学术思想，而且在继承之中，对朱丹溪未竟之论加以补充和发挥，同时深受刘完素、李东垣、张子和的影响，不拘泥于一家之说，能融会贯通诸家思想，不断推求师意。在理论方面，其对朱丹溪的"阳常有余，阴常不足"之说，以及"相火论"，加以继承并根据临床经验阐释自己的见解。如《金匮钩玄·附录》中的"火岂君相五志俱有论""气属阳动作火论""血属阴难成易亏论"等，都体现出戴思恭的发挥。在杂病论治方面，尤对痰证、郁证治疗有颇多发挥，阐发其师未竟之意，成为继承朱丹溪之学术最有成就者。戴思恭的代表著作，有《证治要诀》《证治要诀类方》《推求师意》《证治用药》《类证用药》《戴复庵方书》及校补的《金匮钩玄》。

戴思恭的一生，喜好读书，兴趣广泛，著书立说；现存著作，仅《证治要诀》《证治要诀类方》《推求师意》及校补的《金匮钩玄》等，共计四部。戴思恭临床经验丰富，疗效显著，活人无数。

三、从医经历

戴思恭家传学儒，并悉心研究医药；其母亲患病后遭庸医误治，更加坚定了戴思恭学医的信念。戴思恭少时随父戴垚徒步到乌伤（今浙江义乌），受业于朱丹溪名下。戴思恭自元至正三年（1343）19岁时，随朱丹溪习医，至元至正十八年（1358）朱丹溪逝世，10余年间每年10余次往返家乡与乌伤之间，聆受朱丹溪教诲。朱丹溪授医药诸家要旨。当时受业于朱门的弟子颇多，唯独戴氏父子得其传授最精。从此，戴思恭"识日广，学日笃，出而治疾，往往多奇验"，《明史·方技传》有"戴氏受学于义乌朱震亨……爱思恭才敏，尽以医术授之"的记载。元至正九年（1349），其父戴垚病故，是年戴思恭 26 岁。戴思恭生性聪明，勤学肯钻，深得被誉为神医的朱丹溪的心传，成为朱丹溪的高足。后来，戴思恭潜心研究古代医学理论、诸家奥旨，悉洞其妙，而颇善于创造和运用。医术逐至炉火纯青境界，奇病怪症，莫不应手奏效，当时名噪江浙。

戴思恭精究医术，志在济世泽物，治病救人，救死扶伤，不逐名利，医德崇高，颇受人们敬仰。明洪武年间（1368—1398），戴思恭因医名被朝廷征为御医，由于治病疗效卓著，深得明太祖朱元璋的器重。明建文年间（1399—1402）升任太医院使。明永乐元年（1403），戴思恭以年老辞归，凡四次上奏，才得恩准。明永乐三年（1405）夏，明成祖朱棣又遣使征召戴思恭入朝，并免除其跪拜礼。是年冬，他又告辞南归。

戴思恭在朱丹溪思想的指导下，治学态度谨严。他时常告诫医者：学医时务须用心，行医时尤当谨慎。其临床用药融通圆滑，明·陆深《金台纪闻》记载："戴思恭见一医家，问医求药的人很多，酬应不闲。原礼意必深于术者，注目焉，按方发剂，皆无他异。退而怪之，日往观焉。偶一人求药者，既去，追而告之曰'临煎时下锡一块'，麾（通挥）之去。原礼始大异之。念：无以锡入煎剂法，特叩（问）之。答曰'是古方尔'。原礼求得其书，乃'饧'字耳。原礼急为正之。呜呼！不辨'饧''锡'而医者，世胡可以弗谨哉！"戴思恭对这位医生看病的认真细致予以肯定，但对其粗疏庸陋之行为又予以否定、贬责。他这种寻根问底、严肃认真的治学态度，为后世医家树立了楷模。

戴思恭一生医好了无数病人，也为后世留下了不少遗产。戴思恭行方智圆，博学广纳，从秘传师意，圆融推求，到名噪江浙，临证之余，仍不忘著书立说。他著有校补《金匮钩玄》《证治要诀》《证治要诀类方》《推求师意》等著作，为中医药学的传承与发展做出了重大贡献。因而，明代大学士、礼部尚书朱国祯称其为"国朝之圣医"。

戴思恭年谱

元泰定帝泰定元年（1324） 戴思恭出生，其家族为当地望族。

元惠宗元统元年（1333） 戴思恭10岁。戴思恭幼承庭训，读书明大义，颖悟绝人。明·郑沂书写的戴思恭《行状》谓："公自幼庄重，不苟言笑，孝谨温良，出于天性，读书明大义，颖悟绝人。"

元惠宗元统二年（1334） 戴思恭11岁。据《续文献通考》记载，是年三月，杭州、嘉兴、松江大疫。

元惠宗至元四年（1338） 戴思恭15岁。祖母病笃，延朱丹溪诊治，未及施疗而卒。

元惠宗至元五年（1339） 戴思恭16岁。其父戴垚"以母夫人误于庸医，抱痛刻骨"，乃发奋学医。据明·宋濂《戴仲积墓志铭》记载，其父戴垚"悉取《素问》《难经》《针灸甲乙经》《太素》等书读之"。

元惠宗至正二年（1342） 戴思恭19岁。其偕赵良本、赵良仁随父就学于朱丹溪。据《光绪浦江县志》记载，戴思恭之祖母亡故后，其父悲痛稍定，乃曰："吾母不可复作，而他人之亲，庸医复持是杀之，其祸不也惨乎！乃悉取《素》《难》等书读之，复奉币就彦修质其疑。"《行状》谓："时公才弱冠，从府君谒丹溪，即蒙期待甚至，议论竦动伦辈。于是公游丹溪之门二十余年。"

元惠宗至正四年（1344） 戴思恭21岁。其奉父命赴萧山探视姑母疾病，其间结识了明代另一位著名医家楼英。据楼英在《仙岩漫录》中记载：戴思恭曾于此年奉父命，赴萧山楼塔探视姑母疾病，"三阅月而三往返焉"，楼英"心甚德之"。戴思恭赞许其"敏而好学，后必有成"。

元惠宗至正七年（1347） 戴思恭24岁。继续从朱丹溪学医并精研儒家学问。朱丹溪著《格致余论》，宋濂为其题词。

元惠宗至正九年（1349） 戴思恭26岁。其父戴垚病故。

元惠宗至正十年（1350） 戴思恭 27 岁。在其父病逝以后丁父忧期间，戴思恭继续向朱丹溪学习医术，与朱丹溪时有信札往来，朱丹溪则殷殷垂教。

元惠宗至正十三年（1353） 戴思恭 30 岁。为了继续向朱丹溪学习医学，戴思恭徒步于浦江马剑、义乌赤岸之间。戴思恭于朱丹溪处，先后学习了 20 余年。壮岁病积疝，如《推求师意·疝》记载："予旧有柑橘积，后山行饥甚，食橘、芋。橘动旧积，芋复滞气，即时寒热，右丸肿大。"

元惠宗至正十四年（1354） 戴思恭 31 岁。戴思恭继续随师学医。

元惠宗至正十八年（1358） 戴思恭 35 岁。是年，戴思恭校补的朱丹溪著作《金匮钩玄》刊行。其师朱丹溪逝世。

元惠宗至正十九年（1359） 戴思恭 36 岁。悬壶吴中，为人治病，往往奇效。其悬壶吴中期间喜遇王宾。据《震泽纪闻》记载：戴思恭"避名吴中为木客时，为人治病，但疏方而不处剂，往往有奇验"。

元惠宗至正二十一年（1361） 戴思恭 38 岁。其珍藏的《丹溪医案》，被王宾攫取。

元惠宗至正二十四年（1364） 戴思恭 41 岁。其妻刘氏卒于本年，后追赠"宜人"。

元惠宗至正二十五年（1365） 戴思恭 42 岁。其遵母遗嘱，恳请宋濂为父撰写《墓志铭》。

元惠宗至正二十六年（1366） 戴思恭 43 岁。戴思恭离开吴中，行医浙西。

元惠宗至正二十八年（1368） 戴思恭 45 岁。元顺帝退出大都（北京），元亡。洪武都南京，是年改元，为明洪武一年。叔父戴良隐居四明山。

明太祖洪武二年（1369） 戴思恭 46 岁。宋濂为戴思恭写《题朱彦修遗墨后》。

明太祖洪武三年（1370） 戴思恭 47 岁。戴思恭辑《丹溪手镜》。

明太祖洪武六年（1373） 戴思恭 50 岁。赵良本卒。

明太祖洪武七年（1374） 戴思恭 51 岁。朝廷招贤入京，人欲荐为御医医官，辞不受而归。

明太祖洪武十年（1377） 戴思恭 54 岁。宋濂致仕。戴思恭辞去御医医官归故里，仍行医浙西。

明太祖洪武十三年（1380） 戴思恭 57 岁。楼英历时 19 年编撰的《医学纲目》已成稿，戴思恭作联相赠褒扬。联曰："闭户著书多岁月，挥毫落笔如云烟。"

明太祖洪武十四年（1381） 戴思恭 58 岁。"洪武十四年，始由御医局秩正六品，改为太医院正五品，设令一人，丞一人，吏目一人，属官御医四人。"（《明史·卷七十四》）

明太祖洪武十六年（1383） 戴思恭 60 岁。戴思恭之叔父戴良（字九灵）亡于南京。

明太祖洪武十九年（1386） 戴思恭 63 岁。时有名臣吴尉荐治燕王朱棣瘕聚，复治晋王末疾，皆获良效。

明太祖洪武二十四年（1391） 戴思恭 68 岁。戴思恭从浙中赶往南京，汤火并用，治愈都督沐公之母湿痹。

明太祖洪武二十五年（1392 年） 戴思恭 69 岁。是年七月，太祖欲命他为"领太医院事"，戴思恭以年老多病再次辞谢，后因判断太子疾病预后准确，最后朝廷还是授其御医之职，且遇风雨可免入朝。

明太祖洪武二十六年（1393） 戴思恭 70 岁。尚书严震直因其子侄不法，坐降御史，因而生病。戴思恭前往诊治，一剂而愈。

明太祖洪武二十七年（1394） 戴思恭 71 岁。戴思恭长子戴宗儒死亡。享年 45 岁。其长子儒医之学，得之家传。

明太祖洪武二十八年（1395） 戴思恭 72 岁。有同门之谊的赵良仁死亡。

明太祖洪武二十九年（1396） 戴思恭 73 岁。校补《金匮钩玄》，著《推求师意》。

明太祖洪武三十一年（1398） 戴思恭 75 岁。年初，晋王疾卒，太祖欲治王府诸医之罪，戴思恭从容进言，解诸医之厄。

明惠帝建文元年（1399） 戴思恭 76 岁。戴思恭订正古今名方三百余，为太医院用方。

明惠帝建文二年（1400） 戴思恭 77 岁。楼英卒，临终前嘱子楼宗望致书戴思恭。

明成祖永乐元年（1403） 戴思恭 80 岁。戴思恭以年老多病不能任事为由，四次上奏朝廷辞归，永乐帝（朱棣）才允许，乃驰驿送归其乡。

是年，《推求师意》二卷著成。

明成祖永乐二年（1404） 戴思恭 81 岁。是年三月，戴思恭致仕荣归故里；十月，坠楼卧病。次年十月，永乐帝召见戴思恭，戴思恭因病而未赴。

明成祖永乐三年（1405） 戴思恭 82 岁。是年三月，次子宗俨卒。四月，永乐帝派遣使者召戴思恭入朝。同年十月十五日，戴思恭再次上奏朝廷辞归，永乐帝遣官护送并赐赏金。同年十一月二十一日卒，享年 82 岁。

戴思恭

著作简介

一、现存著作 🐦

（一）《秘传证治要诀及类方》

《秘传证治要诀及类方》，即《秘传证治要诀》和《证治要诀类方》。

《秘传证治要诀》，共计 12 卷，分诸中、诸伤、诸气、诸血、诸痛、诸嗽、诸热、大小腑、虚损、拾遗、疮毒和妇人等十二门。每门分列若干病证，先论病因，再叙病源，根据病象，分析病证，最后说明治法。所述范围较广，说理明了，阐述详尽，且提供了不少有效的验方。此书全面地反映了戴思恭治疗杂病的丰富经验，其对疾病的辨治，议论清晰，方法简明。《证治要诀类方》，共计 4 卷，按《证治要诀》各门分类处方，用药则随病证加减，剂型又分汤、饮、丸、散、膏、丹 6 种，按病证施用。其中，汤类方剂 167 首，饮类方剂 36 首，散类方剂 104 首，丸、丹、膏类方剂 135 首。《秘传证治要诀》和《证治要诀类方》两书本为姊妹篇，将其合刊，互为参阅，有证有方，更适合临床应用。《秘传证治要诀》和《证治要诀类方》，多次在丛书中收录，足见其实用性和可读性。

戴思恭治疗疾病，加减用药，取效如神。才维秋、赵艳、胡海波等校注说明中称："《证治要诀》多次在丛书中收录，足见其实用性和可读性。"

版本概况：《证治要诀类方》，约刊于明成祖永乐三年乙酉（1405）。《秘传证治要诀》，约刊于明宣宗正统八年癸亥（1443）。本书现存最早版本，为明正统间刻本（存卷一、卷二）。另外，明万历二十九年辛丑（1601），《古今医统正脉全书》中分别收录单行本。此外，还有明万历三十三年乙巳（1605）刊本，明末新安余时雨校吴勉学校梓本，文奎堂刊《丹溪心法附余》中收录单行本，以及《丛书集成》收录合刊本（签题《秘传证治要诀及类方》）。中华人民共和国成立后，《秘传证治要诀》和《证治要诀类方》的合刊本，1955 年商务印书馆据《丛书集成》本加校重印本。通行本为才维秋、赵艳、胡海波等点校铅印本，1998 年由中国中医药出版社出版。

（二）《推求师意》

《推求师意》，共计 2 卷。本书是一部医论医话著作。书分杂病、小儿及妇人 3 门，共论述了 50 多种病证的病因病机、脉证以及治法等，并附医案若干则。书中有医案有医话，所论各类病证的病因、病机、脉证、治法等，均以朱丹溪的学说为本，结合自己的临床体会和见解，予以推演发微，对朱丹溪的养阴学说及其临床运用有较深入的阐述。书中内容，不仅阐扬了朱丹溪的学术观点，同时还根据临床实际情况，结合《内经》《伤寒论》《金匮要略》等所论，以及刘完素、李东垣、张从正等著名医家的学术思想，进行阐述与发挥，言辞有据，见解独到。

该书为戴思恭晚年之作，乃戴思恭本其师朱丹溪未竟之意，推求阐发而成，笔之于书，是戴思恭发挥其师朱丹溪学术思想的代表之作。如《四库全书总目提要》评价说："原礼本震亨高弟，能得师传，故所录皆秘旨微言，非耳刻目窃者可比。"诚如《四库全书总目提要》评价《推求师意》一书所云："震亨以补阴为主，世言直补真水者，实由此开端。书中议论，大概皆本此意。然俗医不善学震亨者，往往矫枉过直，反致以寒凉杀人。此书独能委屈圆融，俾学者得其意，而不滋流弊，亦可谓有功震亨者矣！"

版本概况：该书撰于明成祖永乐元年癸未（1403），原书无刻本流传，现存最早版本为明嘉靖十三年甲午（1534）陈桷刻本，即"嘉靖间刻本"。明嘉靖年间，由祁门汪机（世居祁门之石山，人称汪石山）编录，由其弟子陈桷校刊行世，题名《推求师意》，编入《汪石山医书八种》。后有清四库全书本，清道光十四年甲午（1834）刻本。至民国十年，上海石竹山房又石印刊行。通行本为左言富点校铅印本，1984 年由江苏科学技术出版社出版。

（三）校补《金匮钩玄》

《金匮钩玄》，旧题朱震亨撰，戴原礼补校。共计 3 卷，140 余条目。此书为朱丹溪撰写。在书中，戴思恭对朱丹溪语焉不详、意所未完之处，悉加补充，寓意精确不缀。亦即，戴思恭对朱丹溪的《金匮钩玄》，做了增补并加有按语。原著详于方治而略于病机、脉证，提要钩玄，但示人圭臬；某些常见病证或付诸阙如。有鉴于斯，戴思恭精心补苴，增广师说，俾臻完璧。本书之中，卷一、卷二所列杂证百余条，有论有方，词旨简明精要，真可谓不失钩玄之旨。卷三简论妇人、儿科诸病证治大法，系朱丹溪课徒时口述之笔录，复经戴思恭校补整理而成。戴思恭亲炙朱丹溪之学术，于原著言有未尽、意所未完之处，悉加充实发挥，寓意精确不缀。全书共论138 证，其中 10 证的论述载有"戴云"之语，还有 39 证仅录"戴云"而无他论。戴思恭校补此书，附补语四十又九，标以"戴云"，以示区别。书末附录专论 6 篇：一曰"火岂君相五志俱有论"；二曰"气属阳动作火论"；三曰"血属阴难成易亏论"；四曰"滞下辨论"；五曰"三消之疾燥热胜阴论"；六曰"泄泻从湿治有多法"。书后所附 6 篇论文，为戴思恭本朱丹溪学说所做的进一步阐发，在理论上发展了朱丹溪的"阳有余阴不足论""相火论"和"气有余便是火"等理论，代表了戴思恭的学术水平。行文多处引用朱丹溪原文，可知应为戴思恭所作。不仅反映出朱丹溪的学术思想，同时也是临床实践经验的总结。从戴思恭整理校补《金匮钩玄》，弘扬先师学说所做的贡献来看，确乎是"无愧其师"，功不可泯。《四库全书总目提要》赞其书曰："妙阐《内经》之旨，开诸家无穷之悟；戴氏附以己意，谓无愧其师，其为医家善本可知矣！"宋濂曾赞曰："三尺之童，亦知先生（丹溪）之贤，其非原礼所致耶。"可见戴思恭对朱丹溪学说的形成和发展，无疑起到了巨大的作用。

版本概况：《金匮钩玄》由戴思恭校补后，于元顺帝至正十八年戊戌（1358）刊行（是年朱震亨去世），该书亦名《平治荟萃》。清代因避康熙名讳而将"钩玄"改为"钩元"。《薛氏医案》收入本书时，改名为《平治荟萃》。后于清光绪十七年（1891）、民国十三年（1924）等，均有翻刻。其他，如《古今医统正脉全书》《周氏医学丛书》《四库全书总目提要》等，均收录本书辑入。通行本为竹剑平、王英等点校铅印本，2006年由人民卫生出版社出版。

二、残存或仅存书目的著作

（一）整理《丹溪医案》

《丹溪医案》是朱丹溪临床验案的真实记录，整理者为戴思恭。日人丹波元胤的《中国医籍考》据《国史经籍志》而著录《丹溪医案》1卷，并标明"存"。现存还有戴思恭《丹溪医案》抄本。从1991年版《全国中医图书联合目录》发现苏州医学院图书馆藏有《丹溪医案》抄本1卷。近年发现《丹溪医案》常熟杨鹤峰藏清同治抄本1卷，有明洪武丁巳王行序、成化甲辰张习跋、同治丙寅杨鹤峰识语，载案345则，转载于《名医类案》《续名医类案》《古今医案按》等147则。戴思恭整理的《丹溪医案》，失窃于王宾，王授盛启东、韩叔旸等，后不知所终。

戴思恭自元至正三年（1343）20岁起，随朱丹溪习医，至正十八年（1358），朱丹溪逝世，在这10余年间，每年10余次往返，聆听朱丹溪教诲，因此积累了大量朱丹溪医案。《丹溪医案》，前有明洪武丁巳（1377）吴郡王行序中所言："问其所从得，曰金华戴氏肃斋父也；问戴氏所从得，曰义乌朱氏朱丹溪先生也。"王行在《丹溪医案序》中云："原礼当侍教之日，见先生（朱丹溪）用药治病，病异而药异，此固然也；有病同而药殊，有病异而药同，然病无不瘳者。原礼从而录之，名曰：医按。"《丹溪医案》的流传过程，颇有几分传奇色彩。元至正十九年（1359），戴思恭悬壶吴中，喜遇王宾。王宾字仲光，号光庵。戴思恭与王宾有交，教以习医之道。《明史·盛寅传》记载：盛寅受业于同郡王宾。王宾字仲光，号光庵。"初，宾与金华戴原礼游，冀得其医术。戴原礼笑曰：吾固无所吝，君独不能少屈乎？宾谢曰：吾老矣，不能复居弟子列。他日伺戴原礼出，窃发其书以去，遂得其传。"明·俞弁所撰《续医说·卷二》"王光庵"条载："时仲光虽得纸上语，未能用药。戴原礼有《彦修医案》十卷，秘不肯授仲光。仲光私窥之，知其藏处，俟其出也，径取之归。戴原礼还而失医案，悔甚。叹曰：'惜哉！吾不能终为此惠也。'于是仲光之医名吴下。"王宾也由于得到医案而名满吴下。由此可知，戴思恭确实持有记载朱丹溪实践经验并已成书的医案，这部《丹溪医案》的整理者就是戴思恭。

《丹溪医案》未及梓行，流传范围极为有限。戴思恭秘藏不示人的原因，是需要时间对全部医案进行系统整理，校正加按。正因为如此，戴思恭才对医案失窃"悔甚"，才叹息惋惜，并非完全是吝惜。《明史·盛寅传》又言，王宾"将死无子，以医案授寅，寅既得戴原礼之学，复讨究《内经》以下诸方书，医大有名"。《吴江县志》曰："寅医得之王高士宾，宾得之戴原礼，原礼得之丹溪朱彦修，故其术特精。"盛寅、韩叔旸，二人于永乐中供职太医院，后皆为院判。《吴江县志》有谓，盛寅弟盛宏、子盛僎、侄盛伦、孙盛恺，俱以医世其家。又有刘敏、李思勉，亦俱传其术者。这便指明了这部《丹溪医案》的流传途径，此后便不知所终了。但是，明万历年间，徐春甫编纂《古今医统大全》时，还曾引用了《丹溪医案》的资料，这说明明代后期此书仍有流传。后100余年，明成化甲辰（1485）张习跋语谓，《丹溪医案》乃"其门人戴院使戴原礼所辑以成书者也。院使授之吾县王立方氏，后致吴医之良者皆为先生之支委"。这个王立方应该就是王宾。张习又谓其得书经过："吾友费克明世医出以假予，谨详观其用药，皆中和平易，治证不专攻偏守，可谓得医家之王道者。遂挈之宦游南北，遇调摄失宜，或仆从有患，仓急莫获乎医，则依所著稍加扩之，投剂鲜有不取效也。"此抄本则是清同治丙寅（1866）孟夏，"恐庵"得之吴门海鸥生，因嘱从弟镜湖手抄，并校勘保存。海鸥生则得之于艺海楼，亦为抄本。海鸥生，吴中世医，姓徐，字子晋。恐庵，当为秘藏此本的常熟杨鹤峰。但此书自明中期的成化至晚清的同治，近 400 年间的流传变迁，则不得而知。由此推知，《丹溪医案》约成书于元惠宗至正二十一年辛丑（1361），《丹溪医案》的流传途径，自盛寅传其弟子刘敏、李思勉，此后便不知所终了。其后，《丹溪医案》抄本流传于苏州一带，一直未有刊本行世。1991 年版《全国中医图书联合目录》中，记载苏州医学院图书馆藏有《丹溪医案》残存抄本 1 卷。

戴思恭整理《丹溪医案》，提供了朱丹溪医疗实践的第一手资料，保留原始医案的原貌，进一步充实了朱丹溪学术的内容，对深入研究朱丹溪学说的形成和发展有重要的意义。

（二）《证治用药》

撰年不详，据《明史·戴思恭传》记载，戴思恭著有《证治要诀》《证治类元》《证治用药》等书。又订正朱丹溪所著之《金匮钩玄》3 卷，并附有自己的见解。说明戴思恭曾撰写过《证治用药》，由于年代久远，原传本已佚失。

（三）《类证用药》

撰年不详，《中国历史大辞典》戴思恭条，仍称其著有《证治要诀》《证治类方》《类证用药》等。据《明史·列传·方技传》记载：戴思恭"所著有《证治要诀》《证治类元》《类证用药》诸书"。据《四库全书总目·推求师意》记载，此书为《证治要诀》《证治类方》《类证用药》等著作之一。由此可知，戴思恭曾撰写过此书，由于年代久远，原传本已佚失。

（四）《戴复庵方书》

撰年不详，根据《中国医籍考·卷五十四·方论》记载，《证治要诀》12卷存、《推求师意》2卷存、《戴复庵方书》未见。可见原传本已佚失。

戴思恭

学术思想

戴思恭的学术思想，源于《内经》《难经》《伤寒论》《金匮要略》等典籍，同时吸收了《诸病源候论》及陈无择、刘完素、张从正、李东垣等宋金元医家的学术思想。戴思恭是朱丹溪的亲传弟子，且为朱丹溪传人中最有成就者之一。亦即，戴思恭是朱丹溪众弟子中最得其传者，其"学纯粹而识深远"（《明史》）。戴思恭较为完整地继承了朱丹溪的学术思想，其学术思想主要是在继承朱丹溪之学术的基础上，进一步使之发扬光大。其虽称述而不作，然析理探微，深得其要。戴思恭的学术思想，诚如明·胡濙在《证治要诀·序》中所说："味其论断，出新意于法度之中；推测病源，著奇见于理趣之极；观其随病加减之妙，不特药之咸精，抑亦治疗之有据，诚医门之准绳也。"这一评价并非过誉。

一、学术渊源

戴思恭的学术思想，渊源于《内经》《伤寒杂病论》，旁涉刘完素、张从正、李东垣之学术，主要是在继承朱丹溪之学术的基础上，进一步使之发扬光大。诚如明·胡濙在《证治要诀·序》中所说："得神农品尝之性，究黄帝问答之旨，明伊尹汤液之法，察叔和诊视之要，精东垣补泻之秘。"

（一）本于《内经》

《内经》是中医学理论体系形成的标志性经典著作，以精气、阴阳、五行学说等作为思维方法，以解释人体生命的产生、生命过程的维系、疾病发生的原因机理及诊断防治等。其理论体系特征，是以整体观念为代表，同时构建了藏象经络理论，对后世中医学术的发展起到了奠基作用。《内经》对气火病机的阐述，对五运之郁的病变及其治疗的论述，对阴血生理的认识，以及对饮证的论述，深刻影响着戴思恭学术思想的形成和创新。兹就此举例阐述如下。

1. 阐述气火病机

戴思恭对气火理论的阐述，源于《内经》。《素问》《灵枢》对火热病机的论述，散见于各篇之中。戴思恭根据立论内容，多有整理综合。如《金匮钩玄·附录·气属阳动作火论》关于"气"的论述，谓"怒则气上，喜则气缓，悲则气消，恐则气下，寒则气收，热则气泄，惊则气乱，劳则气耗，思则气结"，源于《素问·举痛论》。又如"高者抑之，下者举之，寒者热之，热者寒之，惊者平之，劳者温之，结者散之，喜者以恐升之，悲者以喜胜之"，源于《素问·至真要大论》。戴思恭还指出，《素问·举痛论》虽云"百病皆生于气"，是由于正气受邪之不同所致。七情所伤，肝失疏泄，气机阻滞，郁结不舒，痞闷壅塞，发为诸病。戴思恭认为，"当详所起之因，滞于何经，有上下部分脏气之不同。随经用药，有寒热温凉之异"。

戴思恭关于"火"的论述，源于《内经》对"火"之病因病机的阐述。如《金匮钩玄·附录·火岂君相五志俱有论》论"火"，通过考究《素问》病机十九条，强调属火者五，即"诸热瞀瘛，皆属于火；诸禁鼓栗，如丧神守，皆属于火；诸逆冲上，皆属于火；诸躁扰狂越，皆属于火；诸病胕肿，疼酸惊骇，皆属于火"。戴思恭吸收了《内经》火邪致病的观点，并在《金匮钩玄·附录·火岂君相五志俱有论》中说明了火邪致病的广泛性和危害性，如"火之为病，其害甚大，其变甚速，其势甚彰，其死甚暴。何者？盖能燔灼焚焰，飞走狂越，消烁于物，莫能御之"。

《金匮钩玄·附录》有多处关于火的论述，皆出自《内经》，在理论上基本一脉相承。

2. 奠定郁证学说理论基础

《内经》中关于五运之郁的病变及其治疗的论述，奠定了中医郁证学说的理论基础。《内经》对郁证的病因、病机、治法等，做了详细的论述。如《素问·六元正纪大论》曰："土郁之发……民病心腹胀，肠鸣而为数后，甚则心痛胁䐜，呕吐，霍乱，饮发注下，胕肿身重。金郁之发……民病咳逆，心胁满引少腹，善暴痛，不可反侧，嗌干面尘色恶。水郁之发……民病寒客心痛，腰脽痛，大关节不利，屈伸不便，善厥逆，痞坚腹满。木郁之发……民病胃脘当心而痛，上支两胁，膈咽不通，食饮不下，甚则耳鸣眩转，目不识人，善暴僵仆。火郁之发……民病少气，疮疡痈肿，胁腹胸背，面首四支䐜愤，胪胀，疡痱呕逆，瘛疭骨痛，节乃有动，注下温疟，腹中暴痛，血溢流注，精液乃少，目赤心热，甚则瞀闷懊侬，善暴死。"

关于具体的治疗法则，《素问·六元正纪大论》曰："木郁达之，火郁发之，土郁夺之，金郁泄之，水郁折之。然调其气，过者折之，以其畏也，所谓泻之。"关于五运之郁的病变及治疗的论述，启发了戴思恭对于郁证学说的研究和探讨。戴思恭结合自己的临床实践，在《推求师意·卷之下·郁病》提出"郁病多在中焦"的观点，并从升降气机的角度对郁证的治疗进行了发挥。

至于情志郁结致病，《灵枢·本神》曰："怵惕思虑者，则伤神，神伤则恐惧，流淫而不止。因哀悲动中者，竭绝而失生。"又言"愁忧者，气闭塞而不行，盛怒者，迷惑而不治"。这是戴思恭论七情致郁的理论基础。

3. 阐释阴血生理

关于"荣气"，《金匮钩玄·附录·血属阴难成易亏论》曰："荣者，水谷之精也。和调五脏，洒陈于六腑，乃能入于脉也"，此源于《素问·痹论》。《金匮钩玄·附录·血属阴难成易亏论》曰："目得之而能视，耳得之而能听，手得之而能摄，掌得之而能握，足得之而能步，脏得之而能液，腑得之而能气，是以出入升降、濡润宣通者，由此使然也。"此源于《素问·五脏生成》所谓"诸血者皆属于心……故人卧血归于肝，肝受血而能视，足受血而能步，掌受血而能握，指受血而能摄"。可以看出，戴思恭对血液濡养作用的认识源于《内经》。

《金匮钩玄·附录·血属阴难成易亏论》论"阳道实，阴道虚。阳道常饶，阴道常乏"，源于《素问·太阴阳明论》"阳者，天气也，主外；阴者，地气也，主内。故阳道实，阴道虚。"《金匮钩玄·附录·血属阴难成易亏论》曰："以人之生也，年至十四而经行，至四十九而经断。"此源于《素问·上古天真论》"女子七岁肾气盛，齿更发长。二七而天癸至，任脉通，太冲脉盛，月事以时下，故有子。三七肾气平均，故真牙生而长极。四七筋骨坚，发长极，身体盛壮。五七阳明脉衰，面始焦，发始堕。六七三阳脉衰于上，面皆焦，发始白。七七任脉虚，太冲脉衰少，天癸竭，地道不通，故形坏而无子也"。戴思恭根据女子"十四而经行，至四十九而经断"，在《金匮钩玄·附录·血属阴难成易亏论》提出"阴血难成易亏"的著名论断。

4. 辨析饮邪病机

戴思恭对饮证的论述，遵循《内经》理论。《素问》对饮的论述，散见于各篇之中。《推求师意》根据立论内容，多有整理综合。

例如，《推求师意·卷之下·痰饮》关于饮的论述，"饮入于胃，游溢精气，散精于脾，上归于肺，通调水道，下输膀胱，水精四布，五经并行"，源于《素问·经脉别论》。其中"散精于脾"，《素问·经脉别论》作"上输于脾，脾气散精"。"其言"水入于经，其血乃成"，源于《素问·痹论》。又言"脾胃湿土太过，为积饮痞膈与饮积于中者数条"，源于《素问·六元正纪大论》。

可见，《推求师意》多处文字，出自《内经》，其学术思想一脉相乘，理论表述也几乎同出一辙。

（二）宗法张仲景

《伤寒杂病论》是确立中医学辨证论治理论体系的重要著作，是中医学辨证论治的第一部专著，后经王叔和、林亿等重新整理、校订，分为《伤寒论》《金匮要略》两部著作，两书共载方 269 首，基本上概括了临床各科的常用方剂，被后世医家尊称为"医方之祖"，为临床医学的发展奠定了坚实的基础。其中，《伤寒论》创造性地提出太阳、阳明、少阳、太阴、少阴、厥阴的"六经辨证"理论，对外感热病的发病原因、临床表现、诊断治疗及预后康复等，进行了系统而全面的论述；《金匮要略》基于脏腑理论阐述内伤杂病诊治，对内科、外科、妇科的 40 余种疾病的病因病机、诊断治疗、处方用药均有详细记载。

1. 传承张仲景方

（1）收载经方

《伤寒杂病论》对戴思恭著作中的立法处方，具有重要的指导作用。以《秘传证治要诀》为例，共记载《伤寒杂病论》的处方 65 首，如大柴胡汤、小柴胡汤、理中汤、白虎汤、桂枝汤、四逆汤、四逆散、五苓散、真武汤、竹叶石膏汤、半夏泻心汤等方剂。

《秘传证治要诀·卷之二·诸伤门·伤风寒》中，多处直接引用张仲景之论。如："妇人病中经水适来，或经水适断，此为热入血室，其血必结，故使寒热往来如疟，昼则明了，夜则谵语，宜小柴胡汤，或加生地黄半钱。"

关于恶寒，戴思恭认为，"三阳合病背恶寒者，必口中不仁，口燥舌干也；少阴病背恶寒者，必口中和也，以此别之。合病，白虎汤；少阴，附子汤。仲景云：有热而恶寒者，发于阳也；无热而恶寒者，发于阴也"。

至于寒实结胸，出现虽痛而无烦躁等症状。戴思恭认为，是由于"下后虚逆，寒气独结"，治疗上宜"理中汤加枳实半钱，茯苓一钱，或枳实理中丸"。对于寒实结胸证，张仲景用三物白散。

戴思恭十分重视六经辨证，并以其指导临床治疗。如在"诸伤门"中对伤风、伤寒的论述，即根据《伤寒论》六经理论。其曰："在太阳未得解，转入阳明、少阳二经……若阳气未能罢，以次传入阴经。"分别阐述了邪在太阳、阳明、少阳、太阴、少阴、厥阴，所出现的临床证候及其治疗方药。至其传变，戴思恭结合自己的临床经验，认为既要识其常，又要达其变，并有精辟论述。如"伤寒先犯太阳，以次而传，此特言其概耳。然其中变证不一，有发于阳，既少阴受之者。有夹食伤寒，食动脾，脾太阴之经，一得病即腹满痛者；亦有不循经而入，如初得病径犯阳明之类，不皆始于太阳也；亦有首尾止在一经，不传他经；亦有止传一二经而止者"。戴思恭根据临床实践体会，指出伤寒为病往往变证不一。如外邪所入有经太阳而径犯阳明者，有直中太阴或少阴者；在六经的传变上也不一定尽传六经，有邪只停一经而不传者，也有只传一二经而止者。故他强调指出："至如病之逾越，不可泥于次序，当随证施治。"

（2）活用经方

戴思恭在深入研究《伤寒论》的基础上，深刻领悟《伤寒论》辨证论治之精髓，论治某些疾病常师其法而活用其方，于临证用药独具匠心，有所创新。如对伤风寒论治，虽宗张仲景《伤寒论》，但在选方用药上，又师古而不泥古，贵在灵活化裁。若确属伤风，用桂枝汤；确属伤寒，可用五积散热服；对于风寒俱感，在疑似之间者，宜选用交加散（五积散和败毒散各半帖）。又如见"外热内烦，下利上渴，或痞，或痛，或呕，常法多用黄芩汤，半夏泻心汤亦可"（《秘传证治要诀·卷之二·诸伤门·伤风寒》）。而戴思恭则认为"不若生姜泻心汤之当，或温胆汤加入黄连"（《秘传证治要诀·卷之二·诸伤门·伤风寒》）。再如，戴思恭论郁病治法说：

"在表者汗之，在内者下之，兼风者散之，热微者寒以和之；热甚者泻阳救水，养液润燥，补其已衰之阴。兼湿者审其温之太过不及，犹土之旱涝也。寒湿之胜，则以苦燥之，以辛温之；不及而燥热者，则以辛温之，以寒调之。大抵须得仲景治法之要，各守其经气而勿违。"（《推求师意·卷之下·郁病》）其论治痰饮，"独称长沙治四饮之法，可表者汗之，可下者利之，滞者导之，郁者扬之，热者寒之，寒者温之，塞者通之，虚者补而养之"（《推求师意·卷之下·痰饮》）。

关于伤风、伤寒的治法，戴思恭认为，伤风，恶风，有汗，或伤寒，恶寒，无汗，均可用和解散、芎芷香苏散，或人参养胃汤加甘草、川芎各半钱治疗，并宜采用热服温覆以助汗源之法。若伤风出现自汗、恶风，用桂枝汤，令其热服温覆，出现兼证，各随证加减。临床上，若出现"喘加杏仁一钱，咳加五味子一钱，渴加参半钱。外热未止者，败毒散。热而有汗者，败毒散加桂枝半钱，或阳旦汤。呕者不宜用桂枝汤，合于本方加半夏一钱，添姜煎。此非合病之呕，系伤寒杂病，即非正伤寒，故可用也"（《秘传证治要诀·卷之二·诸伤门·伤风寒》）。

戴思恭还指出，伤寒有杂病、有正病；伤寒杂病者，难以作正病治，临床上须认真辨别，方不致有误。如患者症状有寒有热，宜寒温并用，不可用独热或独寒之剂。若患者出现"呕、渴、烦热，进小柴胡汤，呕、渴、烦热者止，而下利不休，以小柴胡汤为非，则呕、渴、烦热不应止，以为是，则下利不应见；吐利厥逆，进附姜汤，吐利厥逆止者，而热渴、谵语、昏不知人，以姜附为非，则吐、利、厥逆不应止，以为是，则热渴、谵语不应见。此亦伤寒杂病，虽无前项冷热二证，显然并见之迹，而阴中有阳，阳中有阴，潜伏其间，未即发现，用药一偏，此衰彼盛。医者当病有可疑之处，能反复体认，无致举一废一，则尽善矣"（《秘传证治要诀·卷之二·诸伤门·伤风寒》）。

2. 解析六经辨证

戴思恭反复研读《伤寒论》，通过深刻参悟，在《秘传证治要诀·卷之二·诸伤门·伤风寒》中，提出自己的某些见解，可谓善学者。例如：

第一，戴思恭认为，伤寒之病由阳经传入阴经，如阳经证候仍在，不可乱投热药。他指出："伤寒，恶寒而无汗。在太阳未得解，转入阳明、少阳二经，则纯乎阳，不如太阳易其治。若阳气未能罢，以次传入阴经，则为阴中之阳。盖缘阳经之阳气，来入阴经，虽有自利、欲寝、唇青、手足厥冷、舌卷、囊缩等证，不可妄投热药，宜泻其阴之在阴经。"

第二，戴思恭指出，四逆散是治疗四逆阳证的处方，四逆汤是治疗四逆阴证的处方。其曰："口中和而背恶寒，宜正方四逆汤，不必加减。四逆散、四逆汤，俱治少阴下利，四肢逆冷。泄利下重者，与下利清谷者，一凉一温，又自有阴有阳之别。四逆散，是治四逆阳证；四逆汤，是治四逆阴证。"

第三，戴思恭认为，对于太阳证，医生误用下法，导致患者出现下利清谷、身体疼痛的表现，因急先救里，后予解表。指出："外有太阳证，医反下之，遂下利清谷，身体又自疼痛者，急用四逆汤救其里，后得大便已调，身上疼痛，却用桂枝汤解其表。先救里后解表，恐洞下阳脱，变生不测。"

第四，戴思恭对厥证的分类、临床表现、治疗及鉴别的方法，做了精辟的概括。其中，寒厥宜用四逆汤、附子理中汤，热厥宜用白虎汤或大承气汤。其曰："阴阳之病，皆能发厥，故有阳厥，有阴厥，皆病之深也。二厥惟阳厥易误，当问其初得病如何。若初得病，头不痛，四肢逆冷，足多挛卧而恶寒，或汗，自引衣盖覆，或不渴，或利清谷，或小便自调，人多惺惺而静，此寒厥也。是为阴中之阴，宜四逆汤、附子理中汤。若初得病，头痛身热，外别有阳证，至五六日方发厥。其人虽厥，或畏热，或饮水，或扬手掷足，烦躁不得眠，大便秘，小便赤，多昏愦者，此热厥也。是为阴中之阳，宜白虎汤，或大承气汤。热厥，虽手足冷而指甲暖；不若寒厥，并指甲俱冷，此辨阴阳要法也。"

第五，戴思恭指出，对于日晡潮热证，不能简单地依据《伤寒论》，而判断为阳明腑实证，临床上应根据兼证来辨别虚实。其曰："仲景云：日晡所发潮热者，胃家实也。此属阳明当下证，然亦有每至晡时发热，五更复退，而大便自利，用姜附辛热剂而愈。岂可以日晡潮热，遽谓之阳？遽谓之实？要须以他证参之。"

第六，戴思恭指出，对于伤寒病阳证的治疗，因误用下法或汗出太过，出现坏证，当随证施治。指出："原是阳证，因汗下太过，遂变成阴，便当作阴证治。却不可谓其先初是阳，拘于阳传阴之说。乃是三阳坏证，转为阴也。此为阳之反，而非阳之传。"至于伤寒病发热，认为医生用凉药而热不退，当审证治疗，用调补收敛之药治疗，不能误用冷剂。指出："有汗下而热不退，多用凉肌药。而又不退，动至半月，或兼旬者，乃是阳气离经，不能复还，客于皮肉之间。病此甚众。此当调补收敛之，不可用辛热重剂药。又病六七日，候至寒热作汗之顷，反太躁扰，复得汗而解。盖缘候至之时，汗已成而未彻，或者当其躁扰，误用冷剂，为害非轻，不可不审也。"

3. 辨析伤风寒症状

戴思恭在《秘传证治要诀·卷之二·诸伤门·伤风寒》中，针对某些特定的症状进行辨证施治。戴思恭指出，伤寒表证，传经后出现身热烦渴，小便赤，言语不得，睡不宁，鼻干，头目疼，日晡增剧；不恶寒，反恶热；舌上白苔，中有断文；或黑苔，甚则昏不知人等症状。若兼有"大便不通，此属阳明经，宜用大柴胡汤、小承气汤下之；而大便自调者，宜用白虎汤少加小柴胡汤"。

戴思恭指出，临床上对于口渴的症状，医生应询问患者是喜冷饮还是热饮，以及饮水量之多少。若饮水多且喜冷饮者，是阳渴，须审其病在何经、病属何证而施治。如"太阳证，小便不利而渴者，五苓散。其阳明证，大便不利而渴者，宜小承气汤；大便已利犹渴，宜白虎汤。其少阳证，寒热往来而渴者，小柴胡汤去半夏，加栝楼根"。若阴证出现口渴，喜热饮且少量，伴有下利清谷，此乃阴盛格阳。正如戴思恭所云："然亦有下利清谷，不系热利，纯是阴证，而反见渴者，此是阴在下，格阳于上。兼因泄泻，津液既去，枯燥而渴。其人虽引饮，所饮自少而常喜温，不可投冷剂，宜理中汤，或四逆汤加人参一钱。渴甚连理汤。"戴思恭还进一步指出，有阳证不渴，阴证反渴者；有阳明证不甚渴，太阴证乃大渴者。临床上治疗口渴的方法，有补肾水及利小便之法。其曰："坚肾水则用天花粉之属，利小便则用茯苓、猪苓之类。"若少阳证出现大渴不止，当以"小柴胡汤加天花粉，坚其肾水。肾水既坚，自还渗入大肠，大便微通，热去而渴解"。至于太阳证出现口渴，则当利小便，使热从小便而去，口渴则愈。若阴盛格阳，出现口渴，唯当治其阴则渴可除。

对于患者出现虚烦的症状，当根据其伴有症状进行辨证施治。戴思恭指出，若病愈后，阴阳未复，时发烦热，宜竹叶石膏汤；虚烦，伴有痰多，失眠，宜温胆汤；虚烦，伴有呕吐，宜橘皮汤。若伤寒表证误用下法，身热不去，微烦者，宜栀子干姜汤。

戴思恭认为，对于患者出现咽喉痛，当分阴证、阳证进行辨证施治。如"面赤，身发斑如锦，唾脓血而咽喉痛者，此阳毒证，宜阳毒升麻汤。手足厥冷，或吐利而咽喉痛者，此少阴证，宜通脉四逆汤，于中加桔梗一钱"。

4. 善用汗下之法

针对时医滥用《伤寒论》汗下之法，认为汗药宜早，下药宜迟，戴思恭在精研《伤寒论》的基础上，结合自己的临证经验，在《秘传证治要诀·卷之二·诸伤门·伤风寒》中，对汗下之法的适应证及使用注意做了进一步阐析。现阐述如下：

首先，若失血家、淋家患伤寒，不可遽用表剂发汗，只宜徐徐解散。指出："伤寒要紧处，在分表里而为汗下，有病人自汗、自下者，有医用药汗之、下之者，中间节目颇多……如失血家不可发汗，淋家不可发汗。如此等类，岂宜遽用表剂？当徐徐解散。"

其次，汗法、下法均有其适应证。戴思恭认为，如果不当汗而强汗，则变生坏病，不可拘泥于汗药宜早之说。戴思恭指出："苟或不当汗而强汗，则津液耗竭，变生百病，因兹夭伤，岂可一以汗药宜早为说？"另外，对伤寒病当用下法则应果断使用下法，不可拘泥于下药宜迟之说，以免产生变证使病情加重而不可救治。戴思恭指出："阳明汗出而多，宜急下；少阴下利而渴，宜急下；厥阴舌卷囊缩，宜急下。如此等证，当速用利下之剂。苟或当下而不下，则热毒转深，遂致失下，不可救疗，岂可一以下药宜迟为说？"

然后，戴思恭进一步指出，临床上使用汗法、下法时，应注意中病即止。指出："发汗法，欲遍身漐漐，不宜如淋漓。下之法，进一服后，如人行十里许未通，方进次服，已通之后，服不必尽剂。"并且，戴思恭在研究《伤寒论》的同时，结合自己的临床实践，认为临床上使用汗法、下法，用药不可过于峻猛，以免伤及正气，宜先用平和之药以收其功。如证候危重，则应当机立断，不可拘泥。戴思恭还指出："伤寒用药，不可轻易解表。虽当用麻黄、桂枝，亦且先用芎、芷、朴、术，如和解散、芎芷香苏饮加苍术之类。攻里虽当用大承气、大柴胡，且先用小承气、小柴胡……若证候已危，不可失机，勿拘此说。"

综上所述，足见张仲景的辨证论治理论、处方用药，对戴思恭学术思想的指导作用和深刻的影响。

（三）师承朱丹溪

1. 阐释火邪

朱丹溪"阴常不足，阳常有余"的学术观点及"湿热相火"为病的理论深深地影响着戴思恭，使戴思恭在临床实践中更加强调火邪致病的广泛性和危害性。

朱丹溪所著《格致余论·阳有余阴不足论》曰："人受天地之气生，天之阳气为气，地之阴气为血，故气常有余，血常不足。"但朱丹溪之后讨论与发挥的主题却是阴精与阳火的关系。戴思恭从其师朱丹溪"阳常有余，阴常不足"的观点出发，认为"气化火，血易亏"。戴思恭则据此论气血之盛衰，明确指出阴即言血，阳即言气，进而提出"气属阳，动作火""血属阴，难成易亏"。《金匮钩玄·附录·火岂君相五志俱有论》曰："丹溪又启火出五脏主病。曰：诸风掉眩，属于肝火之动也；诸痛痒疮，属于心火之用也；诸气膹郁，属于肺火之升也；诸湿肿满，属于脾火之胜也。经所谓一水不胜五火之火，出自人为。"朱丹溪提出了五脏之火，并指出五脏之火的临床表现。

《金匮钩玄·附录·气属阳动作火论》中关于气的论述，亦引用朱丹溪之语："上升之气，自肝而出，中挟相火，其热愈甚，自觉无冷，非真冷也。火热似水，积热之甚，阳亢阴微，故有此证。"可见朱丹溪指出热极似水的病机是由于相火所致。

《金匮钩玄·附录·火岂君相五志俱有论》曰："曰君火也，犹人火也；曰相火也，犹龙火也。火性不妄动，能不违道于常，以禀位听命，运行造化生存之机矣。夫人在气交之中，多动少静，欲不妄动，其可得乎？故凡动者皆属火。"戴思恭之"动者皆属火"说，源于朱丹溪《格致余论·相火论》。朱丹溪曰："惟火有二：曰君火，人火也；曰相火，天火也。火内阴而外阳，主乎动者也，故凡动皆属火。"并且，强调相火寄于肝肾二部，言"胆者，肝之腑；膀胱者，肾之腑；心胞络者，肾之配；三焦以焦言，而下焦司肝肾之分，皆阴而下者也。天非此火不能生物，人非此火不能有生……相火易起，五性厥阳之火相煽，则妄动矣。火起于妄，变化莫测，无时不有，煎熬真阴，阴虚则病，阴绝则死。"戴思恭据此提出"捍卫冲和不息之谓气，扰乱妄动变常之谓火"（《金匮钩玄·附录·气属阳动作火论》）。

2. 阐述阴精

朱丹溪依据女子十四岁而经行，二十而后嫁娶，故而认为阴气难成。如《格致余论·阳有余阴不足论》曰："人之生也，男子十六岁而精通，女子十四岁而经行，是有形之后，犹有待于乳哺水谷以养，阴气始成而可与阳气为配，以能成人，而为人之父母。古人必近三十、二十而后嫁娶，可见阴气之难于成，而古人之善于摄养也。"又如："男子六十四岁而精绝，女子四十九岁而经断。夫以阴气之成，止供得三十年之视听言动，已先亏矣。人之情欲无涯，此难成易亏之阴气，若之何而可以供给也。"（《格致余论·阳有余阴不足论》）朱丹溪认为人之情欲无涯易耗损阴气，故阴气易亏。《金匮钩玄·附录·血属阴难成易亏论》曰："阳道实，阴道虚；阳道常饶，阴道常乏；阳常有余，阴常不足。以人之生也，年至十四而经行，至四十九而经断，可见阴血之难成易亏。"由此可见，戴思恭根据朱丹溪的阴气难成易亏的观点，提出了"阴血难成易亏论"。

3. 阐释痰证

朱丹溪治病重视痰邪为患，尤其是其"无痰不作眩"的著名论断，成为后世治疗眩晕病的一大法则。朱丹溪同时提出"治痰先治气"的原则。戴思恭继承了其师朱丹溪治痰的学术思想。

朱丹溪论治杂病，将许多病因责之于痰，如《丹溪心法·卷二·痰》

云："痰之为物，随气升降，无处不到。"又云："百病中多有兼痰者，世所不知也。"足见其对"痰"在发病学上的高度重视。

关于痰证的临床表现，《丹溪心法·卷二·痰》曰："凡痰之为患，为喘，为咳，为呕为利，为眩为晕，心嘈杂，怔忡惊悸，为寒热痛肿，为痞膈，为壅塞，或胸胁间辘辘有声，或背心一片常如冰冷，或四肢麻木不仁，皆痰饮所致。"

关于痰证的治疗方法，《丹溪心法·卷二·痰》曰："故善治痰者，不治痰而治气，气顺则一身之津液，亦随气而顺矣。"

关于痰证的治疗用药，朱丹溪每以二陈汤为基本方，并强调随证加减，如《丹溪心法·卷二·痰》曰："二陈汤一身之痰都能管。如在下，加下引药；如在上，加上引药。"在药物的选用上，朱丹溪根据自己的临床经验，总结出"黄芩治热痰……竹沥滑痰……五倍子能治老痰，佐他药大治顽痰"，"火动其痰，用二陈汤加栀子、黄芩、黄连之类……痰在胁下，非白芥子不能达；痰在皮里膜外者，非姜汁、竹沥不可达；痰在四肢，非竹沥不开；痰结在咽喉中，燥不能出入，化痰药加咸药软坚之味"（《丹溪心法·卷二·痰》）。"海粉即海石，热痰能降，湿痰能燥，结痰能软，顽痰能消。"（《金匮钩玄·卷第一·痰》）《丹溪心法·卷二·痰》指出："凡治痰，用利药过多，致脾气下虚，则痰反易生多。湿痰用苍术；老痰用海石、半夏、栝楼、香附、五倍子；热痰用青黛、黄连；食积痰用神曲、麦芽、山楂。"

朱丹溪有关痰证的治疗原则及其对痰证的用药经验，为其弟子戴思恭所继承和取法。戴思恭在朱丹溪痰证理论的基础上提出了"气病生痰，痰生诸病及理气治痰"的学术观点。

4.阐释郁证

朱丹溪首倡"六郁"之说，如《丹溪心法·六郁》曰"气血冲和，万病不生，一有怫郁，诸病生焉，故人身诸病多生于郁"。强调了在气、血、痰、郁的致病问题上，"郁"是起着主要作用的。其弟子戴思恭也强调："郁者，结聚而不得发越也，当升者不得升，当降者不得降，当变化者不得变化也，此为传化失常，而六郁之病见矣。"

关于六郁的病位，朱丹溪提出了"凡郁皆在中焦"（《丹溪心法·六郁》）。

朱丹溪在论六郁时指出，情志怫郁会引起气机郁滞，从而创立"六郁"之说，即气郁、湿郁、热郁、痰郁、血郁、食郁。因而在临床治疗上，十分重视解郁之法。

朱丹溪根据六郁之因，创制了另一治郁名方：六郁汤。在《丹溪心法·卷三·六郁》中介绍了其用药特点：气郁，用香附（童便浸）、苍术、抚芎；湿郁，用苍术、抚芎、白芷、茯苓；痰郁，用海石、香附、南星（姜制）、瓜蒌；热郁，用青黛、香附、苍术、抚芎、山栀（炒）；血郁，用桃仁、红花、青黛、川芎、香附；食郁，用苍术、香附、针砂（醋炒七次），研极细、山楂、神曲（炒）。诸方之用，还根据四时而加用相宜的药物，即春加川芎、夏加苦参、秋冬加吴茱萸。

至于六郁的治法，朱丹溪认为，六郁相因为病的关键是气郁，因此治疗皆当以顺气为先，郁久则兼以清火。同时，认为火郁也可以产生气郁以及其他郁证。其创制了越鞠丸以"解诸郁"，开创了治疗郁证专方的先河，对后世治疗郁证有很大启发。《丹溪心法·卷三·六郁》曰："苍术、抚芎总解诸郁，随证加入诸药。"

朱丹溪首倡"六郁"之说。朱丹溪论治六郁，已初步形成了理、法、方、药皆备的诊治体系，六郁学说可谓发前人所未发。

总之，朱震亨论治六郁，已经初步形成了理、法、方、药皆备的理论体系，"六郁"学说可谓发前人所未发。戴思恭继承朱丹溪郁证理论，并提出了"郁病多在中焦"，其病机为"传化失常"。

（四）旁参于各家

1. 刘完素火热病机

刘完素基于火热病机及其对火邪致病广泛性的认识，提出"五志过极皆为热甚"，对戴思恭火邪理论产生了深远的影响。

例如，金·刘完素曰："五脏之志者，怒、喜、悲、思、恐也，悲一作忧，若五志过度则劳伤本脏，凡五志所伤皆热也。"（《素问玄机原病式·六气为病·热类》）又曰："多喜为癫，多怒为狂，然喜为心志，故心热甚则多喜而为癫也，怒为肝志……故肝实则多怒而为狂也，况五志所发皆为热。"（《素问玄机原病式·六气为病·火类》）认为五志之中，心火甚则多喜而为癫，肝火甚则多怒而为狂，这是易为人们所理解的，至于思、悲、恐之化火，其中间条件是什么？当然，是病久不解，气机郁滞而然，而化热的内在因素又是什么？刘完素明确指出："由乎将息失宜而心火暴甚，肾水虚衰不能制之，则阴虚阳实而热气怫郁……由五志过极皆为热甚故也。"（《素问玄机原病式·六气为病·火类》）

此外，刘完素从病因学的角度，提出了热可生痰。《素问玄机原病式·火类》曰："中风、风癫等病痰涎，因水衰热甚，津液涌溢，聚于胸膈，热燥以为痰涎。初虞世言涎者，乃遍身之脂脉津液。"

《金匮钩玄·附录·火岂君相五志俱有论》曰："河间又广其说，火之致病者甚多，深契《内经》之意。曰：喘呕、吐酸、暴疰下迫、转筋、小便混浊、腹胀大鼓之有声、痈疽、疮疡、瘤气、结核、吐下霍乱、瞀郁、肿胀、鼻塞、鼻衄、血溢、血泄、淋闭、身热恶寒、战栗惊惑、悲笑谵妄、衄蔑血污之病，皆少阴君火之火，乃真心小肠之气所为也。若瞀瘛暴喑、冒昧躁扰狂越、骂詈惊骇、跗肿酸痛、气逆上冲、禁栗如丧神守、嚏呕、疮疡、喉哑、耳鸣，及聋、呕涌溢、食不下、目昧不明、暴注瞤瘛、暴病、暴死，此皆少阳相火之热，乃心包络三焦之气所为也。是皆火之变见于诸病也。"戴思恭以上所论，与刘完素在《素问玄机原病式·热类》所言大多数疾病的病机、病变均属火热的观点是一致的。可见，戴思恭关于火邪的相关论述，当源于刘完素的火热理论。戴思恭在《金匮钩玄·附录·火岂君相五志俱有论》中论述火热引起的证候引用刘完素火热致病的观点，是为了说明火邪致病既多且暴的观点。

2. 张从正攻邪理论

金·张从正善用汗、吐、下三法以攻邪，其在《儒门事亲·痰》中指出："凡人病痰证有五：一曰风痰，二曰热痰，三曰湿痰，四曰酒痰，五曰食痰。如新暴风痰者，形寒饮冷；热痰者，火盛制金；湿痰者，停饮不散；酒痰、食痰者，饮食过度也……诸痰在胃口上焦，毒熏于头者，诸阳之会于首也，故令病人头重目涩，涕唾稠黏，或咳嗽喘满，时发寒热，可用赤小豆汤吐之，吐后各随其证而治之。"说明痰证按病因可分为风痰、热痰、湿痰、酒痰、食痰，膈上之痰可用吐法。《推求师意·卷之下·痰饮》曰："痰有五：曰风痰，曰热，曰湿，曰酒，曰食。五者先生遵张、刘之说，谓痰饮之初起也，或饮食不谨，或外伤六淫，或内感七情，或食味过厚，皆致谷气不升资发，荣卫先郁滞而成膈热，故津液不行，易于攒聚，因气成积，积气成痰。"说明气郁可成痰。

金·张从正主张"攻邪"之说，认为邪可自外而入，也可由内而生。并且提出"邪去而元气自复"的观点，由于邪有上、中、下之别，所以在上部之邪，可以用汗法治疗；在中部之邪，可用涌吐的方式治疗；而下部之邪，则可用泻利法，此三法更加完善了郁证的治疗手段。从祛邪的角度恢复人体的气血流通，纠正和改善气血郁滞，是张从正对中医郁证理论的独到发挥。对于胸膈以上的痰，戴思恭秉承其意采用涌吐痰涎的治疗方法而取效。

3. 李东垣脾胃内伤学说

《推求师意·卷之下·内伤》指出："东垣谓百病之源，皆由喜怒、饮食、劳役所伤脾胃而然。其元气、谷气、营气、清气、卫气、生发诸阳之气，此六者皆胃气之别称也。脾胃既伤，则中气不足；中气不足，则不能滋养元气；不能滋养元气，则脏腑之真气皆不足，惟阴火独旺，上乘阳分无形质，元气受病矣！"此论亦源自李东垣之说。如《内外伤辨惑论·卷上·辨阴证阳证》曰："阴阳之证，不可不详也。遍观《内经》中所说，变化百病，其源皆由喜怒过度，饮食失节，寒温不适，劳役所伤而然。夫元气、谷气、荣气、清气、卫气、生发诸阳上升之气，此六者，皆饮食入胃，谷气上行，胃气之异名，其实一也。既脾胃有伤，则中气不足，中气不足，则六腑阳气皆绝于外，故经言五脏之气已绝于外者，是六腑之元气病也。气伤脏乃病，脏病则形乃应，是五脏六腑真气皆不足也。惟阴火独旺，上乘阳分，故荣卫失守，诸病生焉。"可见戴思恭之脾胃内伤之说源于李东垣所论。

对于相火之危害，戴思恭认为相火妄动则危害元气。如《金匮钩玄·附录·火岂君相五志俱有论》曰："故凡动者皆属火。龙火一妄行，元气受伤，势不两立，偏胜则病移他经，事非细故，动之极也，病则死矣。"其观点实源于李东垣以下论断："若饮食失节，寒温不适，则脾胃乃伤。喜、怒、忧、恐，损耗元气。既脾胃气衰，元气不足，而心火独盛。心火者，阴火也。起于下焦，其系系于心。心不主令，相火代之。相火，下焦胞络之火，元气之贼也。火与元气不两立，一胜则一负。"（《脾胃论·饮食劳倦所伤始为热中论》）。

戴思恭用黄芪、人参、甘草之剂，治疗火邪致病。如《金匮钩玄·附录·火岂君相五志俱有论》曰："若饮食劳倦，内伤元气，火不两立，为阳虚之病，以甘温之剂除之，如黄芪、人参、甘草之属。"戴思恭所论甘温除热之法，实源于李东垣之脾胃内伤，阴火上冲的理论。如《脾胃论·饮食劳倦所伤始为热中论》曰："内伤不足之病，苟误认作外感有余之病，而反泻之，则虚其虚也。《难经》云：实实虚虚，损不足而益有余。如此者，医杀之耳！然则奈何？曰：惟当甘温之剂，补其中而升其阳，甘寒以泻其火则愈。《素问·至真要大论》：'劳者温之，损者温之'。盖甘温能除大热，大忌苦寒之药，泻其胃土耳。"以甘温之剂补益脾胃，升发阳气，泻其火热，是李东垣治疗内伤病的基本法则，此即著名的甘温除热法。戴思恭汲取了李东垣"内伤脾胃，百病由生"的学术观点，在临证中常注意固护胃气。

二、学术特色

戴思恭较为完整地继承了朱丹溪的学术思想，不仅深求师意，而且善于发挥。在理论方面，对朱丹溪的"阳常有余，阴常不足"之论，阐述其所未尽；特别是在杂病方面，对气、血、痰、郁之治颇多阐发。尤其是戴思恭对郁证的发挥，宗朱丹溪而推求师意，基于师承，加以发挥，后世医家多视其论为治郁证之准绳。

（一）阐明气火理论

戴思恭在继承朱丹溪"阳常有余，阴常不足"及"湿热相火"理论的基础上，结合刘完素"五志过极化火"，李东垣"火与元气不两立"等学说，提出"气属阳，动作火论"。这一论断，首次在《金匮钩玄·气属阳动作火论》中提出并做了明确的界定，在《推求师意》中又进一步加以阐发。戴思恭的火邪理论，主要受刘完素火热病机理论的影响。这一点，从其师承关系来看，亦是一脉相通的。因朱丹溪的老师是罗知悌，而罗知悌的老师则是刘完素的一传弟子荆山浮屠，朱丹溪的"阳有余阴不足"论，也是在刘完素火热病机理论基础上的发展；而戴思恭则又进一步，将朱丹溪的学术思想推到了一个新的高度。

1. 火邪致病的广泛性

戴思恭从朱丹溪"阳常有余"的观点出发，结合自己的临床实践，更强调了火邪致病的广泛性和危害性。如《金匮钩玄·附录·火岂君相五志俱有论》曰："火之为病，其害甚大，其变甚速，其势甚彰，其死甚暴。"还指出火邪能"燔灼焚焰"。并且，深刻地论述了人身之火，除君、相二火之外，无脏不有。且五志过极，七情之变，均能化火。对于相火之危害，戴思恭秉承李东垣之学说，强调相火妄动则危害元气。如《金匮钩玄·附录·火岂君相五志俱有论》曰："故凡动者皆属火。龙火一妄行，元气受伤，势不两立。偏胜则病移他经，事非细故，动之极也，病则死矣。经所以谓一水不胜二火之火，出于天造。君相之外，又有厥阴、脏腑之火，根于五志之内，六欲七情激之，其火随起。"至于相火之部位，五脏六腑皆有，如"大怒则火起于肝，醉饱则火起于胃，房劳则火起于肾，悲哀动中则火起于肺。心为君主，自焚则死矣"（《金匮钩玄·附录·火岂君相五志俱有论》）。说明情志失调，引起相关脏腑功能亢进，则会导致相火妄动，火证蜂起。这是对朱丹溪相火论的一大发展。戴思恭认为，"火性不妄动，能不违道于常，以禀位听命，营运造化生存之机矣。夫人在气交之中，多动少静，欲不妄动，其可得乎"（《金匮钩玄·附录·火岂君相五志俱有论》），说明情欲妄动可导致火邪为患。根据刘完素《素问玄机原病式》中关于大多数疾病之病机均属火热的理论，盛赞刘完素深契《内经》之意，从而说明其火邪致病既多且暴的观点。此外，戴思恭目睹元末明初战祸离乱，百姓生活艰辛，劳役伤形，忧思伤神，六淫外感则易火化，七情交攻则五志化火。这便是戴思恭认为火邪为病居多的原因。其在论治杂病时，每多从火热立论。如其指出嗳气、吞酸、嘈杂等均属"火动"，黄疸、痛风等同为"湿热"；且明确提出"滞下"的病机是"湿热瘀滞"，其"皆由肠胃日受饮食之积，余不尽行，留滞于内，湿蒸热瘀，郁结日深，伏而不作；时逢炎暑大行，相火司令，又调摄失宜，复感酷热之毒；至秋阳气始收，火气下降，蒸发蓄积，而滞下之证作矣。以其积滞之滞行，故名之曰滞下"(《金匮钩玄·附录·滞下辩论》)。中风、头痛、头眩等皆是"痰火"，凡此种种，不胜枚举，说明了火热为患的广泛性和危害性。

2. 气火的常与变

戴思恭深刻领悟其师朱丹溪"阳有余"之"阳"，及"气有余便是火"之"气"的含义；明确指出气即为阳，阐明气属阳，动作火，从而使朱丹溪之论更为具体而深刻。戴思恭认为，"气之与火，一理而已，动静之变，反化为二"(《金匮钩玄·附录·气属阳动作火论》)；指出气属阳，阳主动，动而中节，是为常。故戴思恭曰："当其和平之时，外护其表，复行于里，周流一身，循环无端，出入升降，继而有常，源出中焦，总统于肺。"阐明正常之气可化生万物，在脏腑生理功能活动正常的情况下，气周流全身而循环无端，内则温养五脏六腑百节，外则护卫体表，并认为气化生于脾，总统于肺。若气动太过，即脏腑之气亢进，是为变，便可导致乖逆失常，使清者变浊，行者留止；甚或一反其顺降之势，而变生冲逆之象，冲逆化火，从而导致诸证蜂起。诸如喘、躁、惊骇、狂越、痈疽、疮疡之类，无不随之而起。凡此种种，虽曰病起于气行失常，实应归咎于气机之火化。火之与气本属一家，因其常变之不同而分化为二：常则为气，足以化生万物；变则为火，足以败乱生机。故戴思恭曰："捍卫冲和不息之谓气，扰乱妄动变常之谓火。"说明气与火，即相火与妄动之相火，本是一体，因其常与变不同而一分为二，从而使朱丹溪的相火理论更为具体且明朗。至于气缘何化火，戴思恭认为情志、饮食、房劳均可导致气化火。其秉承刘完素之说，尤重五志化火。如戴思恭在《金匮钩玄·附录·气属阳动作火论》中指出："气曷尝病于人也。及其七情之交攻，五志之间发，乖戾失常，清者遽变之为浊，行者抑遏而反止，表失卫护而不和，内失健悍而少降，营运渐远，肺失主持，妄动不已，五志厥阳之火起焉；上燔于肺，气乃病焉。何者？气本属阳，反胜则为火矣。"这说明正常的气可以化生万物，变则为火可以扰乱生机。如其在《推求师意》中论"噎膈"之病，认为七情、六淫病邪积于膈间，碍气升降，"遂有火热炎上之化，多升少降，津液不布"，从而使血液俱耗，胃脘干枯，而成噎膈。再如，在《推求师意》中，戴思恭论"疟"病之因，或受外邪，或由于各脏气失调，"气郁而为热"，留着荣卫。在《推求师意》中，戴思恭论"疝"病疼痛系湿热流注厥阴，"气郁湿聚"而致郁火为寒邪所束。至于"中风"，戴思恭认为，朱丹溪从痰而治，是针对"气因火而冲"这一病机。因此，治疗均从此入手。因五脏六腑、十二经脉皆取资于气血两海，故戴思恭在《推求师意·卷之下·中风》中云："两海盈溢，则一身内外气血皆充足矣。气充则荣卫流行，而手足百骸之力涌出矣。血充则冲脉引以渗灌于溪谷，而四属、九窍各为之用，而带脉得以约束十二经脉，不致于缓纵痿弱矣。"戴思恭拟以此来反证《金匮钩玄》中对"中风"必"大补气血，然后治痰"的治疗法则。

3. 火证的治疗

　　至于火证的治疗，戴思恭更趋于全面而深入，言朱丹溪之未尽。其认为治火要做到审证求因，按因施治，即可避免实实虚虚之误。戴思恭的治火理论与方法，显然较朱丹溪又进了一步。戴思恭认为，治火证，当辨其虚实多端，可采用甘温以除之、甘寒以降之、咸冷以折之、壮水以制之、温热以济之、升散以发之等多种治法。戴思恭治疗实火，主张用苦寒之味。五脏皆有火，况情志之动，均能引起脏气之火化，故治疗当审五脏火化之候，求其属而分别进行治理。如戴思恭曰："君火者，心火也，可以湿伏，可以水灭，可以直折，惟黄连之属可以制之；相火者，龙火也，不可以湿折之，从其性而伏之，惟黄柏之属可以降之。噫！泻火之法，岂止

如此，虚实多端，不可不察。"(《金匮钩玄·附录·火岂君相五志俱有论》)
从"气化火"的学术思想出发，戴思恭在《金匮钩玄·附录·气属阳动作火论》中指出，诸气不能混作寒而类聚香热之药治之；"香辛燥热之剂，但可劫滞气，冲快于一时"以暂行开发。若服之太过，则增郁火蒸熏气液而成积，自积而成痰；若服之日久，升发太过，香辛散气，燥热伤气，以致真气耗散，浊气上腾。总之，戴思恭主张治气不能概以燥热之药，避免以火济之之弊。其对因七情伤气而郁结不舒，痞闷壅塞的诸气病证，重视详审起因，明辨何经，从而根据病变上下、脏气之不同，而随经选药，分清利弊。如"枳壳利肺气，多服损胸中至高之气；青皮泻肝气，多服损真气；与夫木香之行中下焦气，香附之快滞气，陈皮之泄气，藿香之馨香上行胃气，紫苏之散表气，厚朴之泻卫气，槟榔之泻至高之气，沉香之升降其气，脑、麝之散真气"(《金匮钩玄·附录·气属阳动作火论》)。对此类有损气、泄气、行气之药，气实可宜，但不能过剂。而论及火证的具体用药，《金匮钩玄·附录·火岂君相五志俱有论》曰："以脏气司之，如黄连泻心火，黄芩泻肺火，芍药泻脾火，柴胡泻肝火，知母泻肾火，此皆苦寒之味，能泻有余之火耳。"至若饮食劳倦，内伤元气，火不两立，为阳虚之病，以甘温之剂除之，如黄芪、人参、甘草之属。若阴微阳强，相火炽盛，以乘阴位，日渐煎熬，为火虚之病，以甘寒之剂降之，如当归、地黄之属。若心火亢极，郁热内实，为阳强之病，以咸冷之剂折之，如大黄、朴硝之属。若肾水受伤，其阴失守，无根少火，为虚之病，以壮水之剂制之，如生地黄、玄参之属。若右肾命门火衰，为阳脱之病，以温热之剂济之，如附子、干姜之属。若胃虚过食冷物，抑遏阳气于脾土，为火郁之病，以升散之剂发之，如升麻、干葛根、柴胡、防风之属。以上所论，可谓提纲挈领，细致入微，丰富了火热病证的治疗。同时，戴思恭再三强调"阴虚不胜夫火动者，用先生益精血、补肾水以安之；或脏气盛与火齐发，先泻其盛；本脏

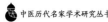

气血不足先补其虚，次泻其火；火与气相持，郁伏不行，则发脏气"（《推求师意·卷之下·火》）。此反映了戴思恭补肾水重于泻火的思想。朱丹溪治火证喜用黄柏、知母补阴，致以苦寒伐生气。戴思恭则提倡甘寒降火，先后分治，这是纠偏的表现。

（二）提出血属阴难成易亏论

1. 阴血生理

戴思恭根据朱丹溪"阴不足"的观点，提出"血属阴难成易亏论"。血属阴，阴主静，静而能守，方能和调于五脏，洒陈于六腑，约束于血脉之中。血"注之于脉，少则涩，充则实"（《金匮钩玄·附录·血属阴难成易亏论》）。戴思恭认为，阴血"生化于脾，总统于心，藏贮于肝，宣布于肺，施泄于肾，灌溉一身"。血液对人体有濡养作用。《难经·二十二难》称"血主濡之"。全身各部（内脏、五官、九窍、四肢、百骸），无一不是在血的濡养作用下而发挥功能的。阴血生化旺盛，则诸经得之以长养，百骸得之以润泽，故"目得之而能视，耳得之而能听，手得之而能摄，掌得之而能握，足得之而能步，脏得之而能液，腑得之而能气"（《金匮钩玄·附录·血属阴难成易亏论》）。说明血循行于全身，为全身各脏腑组织的功能活动提供营养。人体各脏腑组织器官，都需要得到阴血的濡养，才能维持其正常的生理功能。同时，阴血的盛衰，关系到人体生理功能的旺盛与衰退。只有阴血充足，才能使脏腑的功能活动处于平衡协调状态。故戴思恭曰："生化旺，则诸经恃此而长养；衰耗竭，则百脉由此而空虚。"（《金匮钩玄·附录·血属阴难成易亏论》）同时，戴思恭又谓："血者，神气也。持之则存，失之则亡。是知血盛则形盛，血弱则形衰；神静则阴生，形役则阳亢。"（《金匮钩玄·附录·血属阴难成易亏论》）指出保养阴血对人体的健康具有非常重要的意义。由此可见，阴血在人体生命活动中起着极其重要的作用。

2. 血病病机

戴思恭认为，对人体而言，如此重要的阴血却难成易亏；阴血之所以难成，是因为"年至十四而经行，至四十九而经断"；所谓阴血"易亏"，是指人处于气交之中，常动多而静少，阳动易化为火，阴血最易被耗而亏虚。即所谓"阳道常饶，阴道常乏，阳常有余，阴常不足"。因此，戴思恭认为，人身阴血生成之难而衰亏之易，正是因为阴血难成，而又易被火耗所致。故其对血病病机的认识，重在阴血亏虚。阴血亏耗，易被阳扰，成为阳气化火之源；相火妄动，则易耗损阴血，阳盛则阴必衰，所以阴血亏虚与阳气化火即相火妄动，关系非常密切。戴思恭"阳易亢，血易乏"的学术论点，对朱丹溪学说有所发挥。

3. 阴血亏虚变证

阴血亏耗，则百脉由此而空虚，脏腑因此而虚衰。阴血空虚之处，便为阳邪肆虐之地。若阴血既亏，复受阳扰，则百病变生。戴思恭对阴血亏虚而引起的变证，描述得十分详细。如血"妄行于上则吐衄；衰涸于外则虚劳；妄返于下则便红；稍血热则膀胱癃闭；溺血渗透肠间则为肠风；阴虚阳搏则为崩中；湿蒸热瘀则为滞下；热极腐化则为脓血。火极似水，血色紫黑；热盛于阴，发于疮疡；湿滞于血，则为痛痒瘾疹，皮肤则为冷痹。蓄之在上，则人喜忘；蓄之在下，则为喜狂。堕恐跌仆，则瘀恶内凝"。指出阴血亏虚，可能产生诸多的病变。

4. 血病的治疗

戴思恭认为，血难成而易亏，故其治疗血虚证主张补血，指出治血必用血属之药。选方用药，首推"四物汤"。四物汤中，川芎为血中之气药，通肝经，性味辛散，能行血滞于气；地黄为血中血药，通肾经，性味甘寒，能生真阴之虚；当归为治血主药，通肾经，性味辛温，全用能活血，各归其经；芍药为阴分之药，通脾经，性味酸寒，能和血气腹痛。临证时根据不同病情，可在此方基础上加减化裁，则可任无穷之应变。四物汤功能补血活血，戴思恭临床上治疗血病，常以四物汤为基本方随证加减，如其所云："桃仁、红花、苏子、血竭、牡丹皮者，血滞所宜；蒲黄、阿胶、地榆、百草霜、棕灰者，血崩所宜；乳香、没药、五灵脂、凌霄花者，血痛所宜；肉苁蓉、锁阳、牛膝、枸杞子、益母草、夏枯草、败龟板者，血虚所宜；乳酪血液之物，血燥所宜；干姜、桂者，血寒所宜；生地黄、苦参，血热所宜。"（《金匮钩玄·附录·血属阴难成易亏论》）如果气虚血弱者，又当补气生血，以人参补之。由此可以推知，戴思恭治疗血病，重视辨证施治。

由此可见，戴思恭以气血为主，突出地论述了气血的病机。其以"气化火，血易亏"，阐发阳盛阴衰的道理，使朱丹溪学说更为明确。戴思恭对气血的阐发，既宗朱丹溪之说，又颇有创见。朱丹溪以补阴为主，偏执者则不免有所流弊。而戴思恭"独能变曲圆融，俾学者得其意，而不兹流弊"。因此，《四库全书总目提要》称其"有功震亨"，可谓恰如其分。

（三）发挥痰证理论

戴思恭对朱丹溪之学说，进行整理、归纳、提炼、丰富，并在临证中运用发挥。在诸证辨治中，尤以痰证辨治最为后世所首肯。戴思恭泛论广义之痰为病，既突出了"痰"在杂病发病中的重要性，也有助于对痰证的辨识，对于临床辨治颇具参考意义。以下仅就戴思恭对痰与痰证的主要观点进行阐述。

1. 气病生痰

戴思恭在其本人所著《推求师意》《秘传证治要诀》及《金匮钩玄》的附录之中，多次论及人体气化的原理以及气化失常而生痰的观点。例如：

关于气血津液的正常气化与气化失常生痰者，如：《推求师意·卷之下·痰饮》曰："经脉之津液与血者，皆四布水精之所化。然经脉以胃气为本，则其所化，亦六经中胃气土德之冲和者以成之，由是同归乎湿，滋育百体者矣。"关于人体气化异常的病变，《推求师意·卷之下·痰饮》曰："苟不善于化，则水积不行，亦如湿漂之为害。故其水盛与血杂混，而不滋荣气之运，或不化液而不从卫气之用，聚于经脉以为病，冷则清如其饮，热则浊如其痰。"

关于"因气成积，因积成痰"。如：《推求师意·卷之下·痰饮》曰："津液不行，易于攒聚，因气成积，积气成痰。"又曰："痰饮之初起也，或饮食不谨，或外感六淫，或内伤七情，或食味过厚，皆致谷气不升资发，荣卫先郁滞而成膈热，故津液不行，易于攒聚，因气成积，积气成痰。"《秘传证治要诀·卷之六·诸嗽门·停饮伏痰》曰："盖停既久，未有不为痰。多因气道闭塞，津液不通"。《推求师意·卷之下·痰饮》曰："津液不行，易于攒聚，因气成积，积气成痰。"

关于七情郁而生痰。《金匮钩玄·附录·气属阳动作火论》曰："人有七情，病生七气……怒则气上，喜则气缓，惊则气乱，恐则气下，悲则气消，思则气结。""七情郁而生痰动火。""七情相干，痰涎凝结。"《秘传证治要诀·卷之九·虚损门·癫狂》曰："由七情所郁，遂生痰涎，迷塞心窍。"

关于饮邪停久而生痰，《秘传证治要诀·卷之六·诸嗽门·停饮伏痰》曰："饮凡有六，悬、溢、支、痰、留、伏，痰饮特六饮之一耳。人病此而止曰痰饮者，盖停既久未有不为痰，多因气道闭塞，津液不通。"关于痰与饮性状上的区别，《推求师意·卷之下·痰饮》曰："冷则清如其饮，热则浊如其痰。"

2. 痰生诸病

戴思恭指出，痰可导致多种疾病的发生与发展。痰随气升降，无处不到，痰停留在体内，作为病因可引发多种病证。如《秘传证治要诀·卷之六·诸嗽门·停饮伏痰》曰"凡人之病，皆痰为邪"，并列举了诸多痰引发的临床症状。如其所云："为喘，为咳，为呕，为泄，为眩，为晕，心嘈，怔忡，惊悸，为寒热，痛肿，为痞膈，为壅闭，或胸胁间辘辘有声，或背心一片常如水冷。"《秘传证治要诀·卷之三·诸气门·小肠气》曰："凡人忽患胸背、手足、颈项、腰胯痛不可忍，连筋骨牵引吊痛，坐卧不安，走易不定……或头痛不可举，或神意昏倦多睡，或饮食无味，痰唾稠黏，夜间喉中如锯声，多流涎唾，手足重坠，痹冷，脉不通。"《秘传证治要诀·卷之六·诸嗽门·停饮伏痰》曰："为喘，为咳，为呕，为泄，为眩，为晕，心嘈，怔忡，惊悸，为寒热，痛肿，为痞膈，为壅闭，或胸胁间辘辘有声，或背心一片常如水冷，皆痰饮所致。此即如水之壅，有瘀浊臭秽。"此外，"肩背酸疼，两手软痹"也为痰所致；又言："有卒然昏闷，口眼㖞斜，似中而实非中，四肢战曳，身如浮云，似虚而实非虚。"《推求师意·卷之下·痰饮》曰："痰饮既聚，辗转传变，生病不一，为呕吐，为反胃，为喘满，为咳逆，为膈噎，为吞酸，为嘈杂，为膨胀，为痞，为痛，为泄利，为不食，冲上为头痛，为眩晕，嗌下为足肿，为癞疝；散于表为寒热，为腑肿，为肢节痛；聚于心为狂，为癫昏仆，为不语。"

戴思恭还论及中风、癫狂、痫证、哮喘、咳嗽等与痰密切相关的病证，具体阐述其痰证特点、病机、治法等。例如：

中风之痰证及治法。《秘传证治要诀·卷之一·诸中门·中风》曰："风邪既盛，气必上逆，痰随气上，停留壅塞，昏乱晕倒，皆痰为之也。""卒然晕倒，昏不知人，或痰涎壅盛，咽喉作声，或口眼歪斜，手足瘫缓，或半身不遂，或舌强不语。""忽吐出紫红色者死，昏沉不省人事。"《秘传证治要诀·卷之一·诸中门·中风》曰："善治风者，以气理风；气顺则痰消，徐理其风，庶可收效。""中风而口眼歪斜者，先烧皂角烟熏之，以逐去外邪，次烧乳香熏之，以顺其血脉。恍惚错语者，加茯神、远志各半钱。不得睡者，加炒酸枣仁半钱。不能言者，加竹沥一蚬壳许。人虚无力者，去麻黄加茯苓如其数。"《秘传证治要诀·卷之一·诸中门·中风》曰："肥人常多有中病，以其气盛于外而歉于内也。"治疗"必先理气为急"，中风后，若"气未尽顺，痰未尽除"，应当用"调理之剂，惟当以藿香正气散，星香散煎服"。《秘传证治要诀·卷之一·诸中门·中风》曰："体虚有痰，不可峻补。热燥者，应当用四君子汤和星香饮，或六君子汤和之。"

此外，关于癫痫之痰证，《秘传证治要诀·卷之九·虚损门·五痫》曰："痫有五，马、牛、鸡、羊、猪，五者以其病状偶类之耳。无非痰涎壅塞。"关于癫狂之痰证，《秘传证治要诀·卷之九·虚损门·癫狂》曰："癫狂由七情所郁，遂生痰涎，迷塞心窍。"关于哮喘之痰证，《秘传证治要诀·哮喘》曰："喘气之病，哮吼如水鸡之声，牵引胸背，气不得息，坐卧不安，此谓嗽而气喘，或素有此根，如遇寒暄则发。"关于诸嗽之痰证，《秘传证治要诀·卷之六·诸嗽门·停痰伏饮》曰："倒流逆上，瘀浊臭秽，无所不有。"又曰："病痰饮而变生诸证，不当为诸证牵掣，妄言作名。"

3. 理气治痰

戴思恭在《推求师意·卷之下·痰饮》中，论及基于不同病因病机的痰证类型。其曰："痰有五：曰风痰，曰热，曰湿，曰酒，曰食。"对于不同类型的痰证，需要审因论治，但关键是治病求本。如《推求师意·卷之下·痰饮》曰："至于治者，必先从其邪之所起，而后及于病之所止。"戴思恭秉承朱丹溪注重理气化痰的原则。如《秘传证治要诀·卷之六·诸嗽门·停饮伏痰》曰："善治痰者，不治痰而治气，气顺则一身之津液随气而顺矣。"在理气化痰的原则指导下，具体辨证施治。如《推求师意·卷之下·痰饮》曰："可表者汗之，可下者利之，滞者导之，郁者扬之，热者寒之，寒者温之，塞者通之，虚者补而养之。"《秘传证治要诀·卷之六·诸嗽门·停饮伏痰》曰："若不疏决沟渠，而欲澄治已壅之水，而使之清，无是理也。"强调"各随攸利所治"。

戴思恭还提出治痰当注意顾护正气。如《金匮钩玄·卷第一·痰》曰："凡治痰，用利药过多，致脾气下虚，则痰反易生多。"《秘传证治要诀及类方·卷之六·诸嗽门·停饮伏痰》曰："若顽涎随气逆上，不为药解，当自下部利之，宜五膈宽中散加半夏半钱，吞破饮丸，仍佐以半硫丸。恐大便复秘，饮利不尽，半硫丸当常服。若大便先不因药自利，及老人虚人，当利其小便，宜小半夏茯苓汤，改用赤苓而倍之，或导痰汤加猪苓半钱。"《金匮钩玄·卷第一·痰》曰："五倍子能治老痰。小胃丹治膈上痰热，风痰，湿痰，肩膊诸痛，然能损胃气。"

（四）阐发郁证学说

戴思恭在朱丹溪论郁的理论基础之上，结合临证经验有所补充和发挥。对于郁证的病因病机，戴思恭能穷求本源；而论及遣方用药，又能把握大法，标本先后分明，方药灵活变通。戴思恭之郁证主中焦说有论有法，理、法、方、药完备，堪补朱丹溪"六郁"之说之未逮，以下仅就戴思恭对郁证的主要观点阐述如下：

1. 释病机辨脉症

关于郁证的病机和脉症，戴思恭在补注《金匮钩玄》时，结合临证经验做了补充与发挥，如《金匮钩玄·卷第一·六郁》曰："戴云：郁者，结聚而不得发越也，当升者不得升，当降者不得降，当变化者不得变化也。此为传化失常，而六郁之病见矣。气郁者，胸胁痛，脉沉涩；湿郁者，周身走痛，或关节痛，遇阴寒则发，脉沉细；痰郁者，动则喘，寸口脉沉滑；热郁者，闷瞀，小便赤，脉沉数；血郁者，四肢无力，能食，便红，脉沉；食郁者，嗳酸，腹饱不能食，人迎脉平和，气口脉紧盛者是也。"明确指出郁证的病机是传化失常，并提纲挈领地概括六郁的主症和脉象，于临床辨治颇有指导意义。

2. 郁病多在中焦

传化失常，升降失司，是导致六郁发生的基本病机。而传化失常又主之于中焦，中焦脾胃乃一身气机之枢纽，五脏交通，上下斡旋，必赖脾胃之升降功能。故戴思恭在《推求师意·卷之下·郁病》中指出"郁病多在中焦"。这一论断，强调六郁的病位主要在中焦。中焦为脾胃所居，脾胃是全身气机升降的枢纽。脾主运化，胃主受纳，共司饮食水谷的消化、吸收与输布。脾主升清，胃主降浊，清升浊降则气机调畅。在结构上，脾胃居其中，心肺在上，肾肝在下。在生理上，胃为水谷之海，主受纳，脾主运化，脾升胃降，"胃为水谷之海，法天地，生万物，体乾坤健顺，备中和之气，五脏六腑皆禀之以为主，荣卫天真皆有谷气以充大。东垣谓人身之清气、荣气、运气、卫气、春升之气，皆胃气之别称。然岂尽胃气，乃因胃气以资其生"（《推求师意·卷之下·郁病》）。由于脾胃在结构、生理上的这些特殊性，故"凡有六淫、七情、劳役妄动，故上下所属之脏气，致有虚实克胜之变。而过于中者，其中气则常先四脏，一有不平，则中气不得其和而先郁，更因饮食失节，停积痰饮，寒湿不通，而脾胃自受者，所以中焦致郁多也"（《推求师意·卷之下·郁病》）。郁之为病，一由他脏累及脾胃，一由脾胃自病。凡四脏病变常可先致脾胃受累，则中焦传化失常，必然先郁；又因饮食失节及痰湿内停，皆先郁于脾胃。脾失运化，导致痰湿内停，而食、痰、湿、热壅滞中焦，最终可能导致瘀血诸症丛生，这是气、血、痰、火、湿、食六郁发生发展的演变规律。诸郁证，以中焦致郁居多。因此，戴思恭则明确提出"郁病多在中焦"及"中焦致郁多也"（《推求师意·卷之下·郁病》）的论断。

3. 治分中外四气

关于郁证的具体治法，戴思恭指出，治郁之法有中外四气之异，即有表里之分和风、寒、热、湿之异，如《推求师意·卷之下·郁病》曰："治郁之法，有中外四气之异。在表者汗之。在内者下之。兼风者散之。热微者，寒以和之；热甚者，泻阳救水，养液润燥，补其已衰之阴。兼湿者，审其温之太过不及，犹土之旱涝也。寒湿之胜，则以苦燥之，以辛温之；不及而燥热者，则以辛温之，以寒调之。大抵须得仲景治法之要，各守其经气而勿违。"

4. 明辨升降随经选药

戴思恭在郁证治疗遣方用药方面，常用药升降兼施，推崇苍术、香附、川芎三药；根据病变上下、脏气之不同而随经选药。兹分述如下：

①用药升降兼施

戴思恭曰："六郁例药，诚得其要。"然越鞠丸诚为"殆于受病未深者设"（《推求师意·卷之下·郁病》）。戴思恭治郁，重中焦；治宜疏瀹气机，开泄解郁，升降兼施；用药方面，推崇苍术、香附、川芎三药。如《推求师意·卷之下·郁病》曰："今药兼升降而用者，苍术，阳明药也，气味雄壮辛烈，强胃健脾，开发水谷气，其功最大；香附子，阴血中快气药也，下气最速，一升一降以散其郁；抚芎，手足厥阴药也，直达三焦，俾生发之气，上至目头，下抵血海，疏通阴阳气血之使也。然此不专开中焦而已，且胃主行气于三阳，脾主行气于三阴，脾胃既有水谷之气行，从是三阴三阳各脏腑自受其燥金之郁者，亦必用胃气可得而通矣，天真等气之不达者，亦可得而伸矣！况苍术尤能径入诸经，疏泄阳明之湿。此六郁药之凡例。"

②随经选择用药

戴思恭对于七情所伤而致郁结不舒、痞闷壅塞的诸气病证，重视详审起因，明辨何经，根据病变之上下、脏气之不同，而随经选药，阐明利弊。如《金匮钩玄·附录·气属阳动作火论》云："七情伤气，郁结不舒，痞闷壅塞，发为诸病。当详所起之因，滞于何经，有上下部分脏气之不同。随经用药，有寒热温凉之同异。"戴思恭认为枳壳利肺气，多服则损胸中至高之气；青皮泻肝气，多服损真气；木香可行中下焦之气，香附可快滞气，陈皮可泄气，藿香之馨香上行胃气，紫苏之散表气，厚朴之泻卫气，沉香之升降其气等。对此类有损气、泄气作用的行气之品，气实可宜，但不可过剂。同时，其从气化火的学术思想出发，指出诸气不能混作寒而类聚辛香燥热之药治之。因"香辛燥热之剂，但可劫滞气，冲快于一时"（《金匮钩玄·附录·气属阳动作火论》），宜暂行开发。若服之太过，则"增炽郁火，蒸熏气液而成积，自积滋长而成痰"（《金匮钩玄·附录·气属阳动作火论》）。

此外，治疗郁证尚须辨证施治，根据郁证的病位，兼受邪气的情况，即中外四气之异，分清主次，圆机活法。戴思恭六郁之论，对于防止后世盲从朱丹溪、滥用越鞠丸，可谓至关重要。事实上，单用成方越鞠丸治郁，临床亦极罕见。所以《四库全书总目提要》在评述《推求师意》一书时说："此书独能委曲圆融，俾学者得其意，而不滋流弊。""俗医不善学震亨者，往往矫枉过直，反致以寒凉杀人。"戴思恭可谓善学者，推求师意，阐发新论，无愧师门。

（五）治病重视胃气

戴思恭在治病时强调顾护胃气的思想，在其著作中处处可见，也可谓颇具特色。如《推求师意·卷之下·火》曰："阳虚不足而动者，则阳愈虚，当从东垣必补胃气，次泻其火。阳虚不安其位而火乘于阴，根据东垣自阴升阳提而出之。"兹对其治病重视胃气的学术思想概述如下：

1. 治中风宜谨养胃气

脾与胃互为表里，胃主受纳腐熟水谷，脾主运化水谷；胃主降浊而脾主升清。胃为阳土喜润恶燥，而脾为阴土喜燥恶湿，二者纳运协调、升降相因、燥湿相济，共同完成饮食物的消化吸收及将精微物质转输至全身。脾的运化和胃的受纳功能，常以"胃气"概括之，戴思恭论中风亦本于此，其治中风重视调理气血，以治中风瘫痪缓弱之病。如《推求师意·卷之下·中风》云："气充则荣卫流行，而手足百骸之力涌出矣；血充则冲脉引以渗灌于溪谷，而四属、九窍各为之用，而带脉得以约束十二经脉，不至于缓纵痿弱矣。"

关于戴思恭诊治中风的方法，其提出"泄心火，则肺金清，而肝木不实，故脾不受伤；补肾水，则心火降，而肺不受热；脾肺安，则阳明实，阳明实，则宗筋润，能束骨而利机关矣"（《推求师意·卷之下·中风》）。

戴思恭认为，中风有兼痰积者，有热多者，有湿热相伴者，故临病制方无一定之成法，要在因病制宜，临机应变，药不执方，随证增减，辨中风病证之温凉寒热，度其缓急重轻，定以君臣佐使，制方施治。如"中后体虚有痰，不可峻补。热燥者，宜四君子汤和星香饮，或六君子汤和之"（《秘传证治要诀·卷之一·诸中门·中风》）。可见，其主张治中风宜大补气血，特别是谨养胃气，调理脾胃。

2. 疗疟壮胃气祛疟邪

戴思恭治疟宗朱丹溪之说，言"疟邪得于四气之初，胃气弱者即病，胃气强者伏而不动。至于再感，胃气重伤，其病乃作"（《推求师意·卷之上·杂病门·疟》）。说明疟邪得之于风、寒、暑、湿四种邪气，疟之发作与胃气强弱密切相关。

在治疗上，戴思恭亦十分重视保护胃气，指出疟作之际禁用针刺，以免伤及胃气，待阴阳并极而退，胃气继而复集，邪留所客之地，然后治之；或当其病未作之先，迎而夺之。指出疟为外邪所致，必用汗解，但虚者先以人参、白术实胃，然后加药取汗。如《推求师意·卷之上·杂病门·疟》曰："形壮色泽者，病在气分，则通经开郁以取汗；色稍夭者，则补虚取汗。挟痰者，先实其胃一二日，方服劫药。形弱色枯则不取汗，亦不可劫，补养，以通经调之。形壮而色紫黑，病在血分，则开其涩滞；色枯者，补血调气。此其常也。"

3. 妇人生产调理脾胃

戴思恭对妇人生产，注重调理脾胃，补益气血。如《秘传证治要诀·卷十二·妇人门·胎前产后》曰："妇人之药，大率皆甜，不利于脾，芎、归犹滞，况于地黄乎？脾胃实者服之，固见有功。若素有痰饮，及喜甜人，诸血药中，半夏、陈皮自不可少。"戴思恭在《推求师意·妇人门·产难》中指出，对于膏粱、安逸之妇，将产时无他症者，必用人参、白术、川芎、当归、甘草、白芍、黄芩、大腹皮。气虚甚者服此，使子母气健。及期，加益母草，与一二服，不生余症。忧悲气结气郁甚者，加枳壳、砂仁、香附。使子母气血健运，不唯使胎速下，且使产后无虚损病也。并指出中气足生产易，反之必致产难。如《推求师意·妇人门·产难》曰："脾胃中气不足，气血二海、冲任之脉不得禀水谷气，致难产者，得参、术补气血药以助之，则水谷荣卫之气流行，而产自易矣。"

（六）未病重视预防

戴思恭十分重视未病先防。如在《秘传证治要诀·卷之一·诸中门·中风》中指出："天地间惟风无所不入，一罅不塞，来不可御。人之一身，缜密者少，疏漏者多。风乘之也，轻则为感，重则为伤，又重则为中。"戴思恭针对天地间唯风无所不入，风邪易导致人生病的现象，在《秘传证治要诀·卷之一·诸中门·中风》中提出了"避风如避寇，盖欲塞源以防患"的病因预防观。对一些具有传染性的疾病，尤其强调要注意预防，并介绍了一些具体的方法，如戴思恭说："凡看病不令染，用雄黄末涂鼻孔，及须知避忌，行从客位边入。男子病，秽气出于口；女子病，秽气出于阴。坐立对语间，宜识得向背。"（《秘传证治要诀·卷之二·诸伤门·伤风寒》）这种防患于未然的思想及方法，对现今一些急性传染病的预防，仍有一定的临床借鉴作用。

戴思恭

临证经验

戴思恭在临床诊治中，谨遵"医时务须用心，行医时尤当谨慎"，且不拘泥于一家之言，能融会贯通诸家思想；临证十分重视"辨证求因""审因论治"，对各种临床症状详加分析，探求病因病机，然后确立相应的治则治法。其临床阅病无数，经验颇为丰富；辨证精准，用药精当，善治疑难杂证；数味中药，每获奇效。据明·胡濙在《秘传证治要诀·序》中所说："本朝太医院使戴原礼，得神农品尝之性，究黄帝问答之旨，明伊尹汤液之法，察叔和诊视之要，精东垣补泻之秘。故凡疗疾，加减用药，取效如神，虽古之扁鹊华佗，不是过矣。况其际遇明时，遭逢圣主，位总医流，名扬四海。"由此可知，戴思恭治病的临床疗效卓著，临证经验非常丰富。因而，明代大学士、礼部尚书朱国祯，称戴思恭为"国朝之圣医"。戴原礼的临证经验，对后世医家也颇多启示。

一、病证诊治

（一）内科病

1. 咳嗽

（1）概述

《秘传证治要诀·卷之六·诸嗽门·嗽证》阐释了咳嗽之证治。咳嗽的病因病机有内、外之分，风寒暑湿致咳属外；七情、饥饱致咳属内。咳嗽之治疗，自外而入者，祛其外入之邪；自内而发者，调理相关脏腑。

（2）病因病机

戴思恭认为，咳嗽的病因，有自外而入者，亦有自内而发者；风寒暑湿自外而入，七情饥饱自内而发；风寒暑湿，先自皮毛而入；七情饥饱，内有所伤，则邪气上逆。指出"风寒暑湿，有不为嗽者，盖所感者重，径伤脏腑，不留于皮毛；七情亦有不为嗽者，盖病尚浅，止在本脏，未即上攻"（《秘传证治要诀·卷之六·诸嗽门·嗽证》）。风寒暑湿，七情饥饱，有致嗽者，有不致嗽者，乃因内外有别。犯外感者，邪气郁表为病机之关键；伤于内者，邪气犯肺为病机之关键。外感风寒暑湿，若邪势重则径伤脏腑，传变疾速；肺卫被郁，未致气逆，邪已客之于内，表郁随之得解，无乃成嗽。内因者，病势轻浅则邪囿于本脏，未上攻于肺道，即不致咳嗽。

（3）辨证施治

1）外感咳嗽

①风寒咳嗽

戴思恭认为，风与寒犯表袭肺，或单为致病，或合而为病，且三者皆本于太阳经受邪；橘苏散、杏子汤、小青龙汤，皆入太阳经搜寒止嗽，即"以上三药，伤寒太阳经有嗽者皆可用。"《金匮钩玄·卷第一·咳嗽》曰："风寒者，鼻塞、声重、恶寒者是也。"感风而嗽者，症见咳嗽，恶风有汗；或身体发热，或鼻流清涕，桂枝汤加人参、杏仁、五味子各半钱。止咳佐药，常用人参、杏仁、五味子各半钱。感寒而嗽者，症见咳嗽，恶风无汗，或身体发热，或鼻流清涕，宜杏子汤。咳嗽之肺感寒邪证，以杏子汤，此处乃独寒无夹风邪。如果风寒俱感而致咳嗽，则痰清而白；风重于寒者恶风有汗，寒重于风者恶风无汗。症见"咳嗽，或恶风无汗，或恶风有汗，头痛身疼，塞鼻熏眼，涕疾稠黏者，小青龙汤"（《秘传证治要诀·卷之六·诸嗽门·嗽证》）。

②暑湿咳嗽

阳暑证或阴暑证，皆可予六和汤解暑，佐五味子一钱治咳嗽。见"感暑而嗽者，自汗、烦渴，或带寒，面垢，六和汤加五味子一钱"（《秘传证治要诀·卷之六·诸嗽门·嗽证》)。感受湿气而致咳嗽，多因乘热入水，或冒雨露，或浴后不解湿衣，则汗孔大开，湿气由侵，侵犯于肺，予白术汤，湿去嗽止。

2）内伤咳嗽

①冷嗽与热嗽

内伤咳嗽，有冷嗽、热嗽之别。热嗽得凉即止，冷嗽遇热即罢。判断热嗽、冷嗽的方法，如戴思恭所云："重饮水一二口而暂止者，热嗽也；呷热汤而暂停者，冷嗽也。"

冷嗽，因过饮冷水所致，症见呷热汤而暂停，倦怠少气，四肢不温，治以理中汤加五味子。若因恣饮伤肺所致的咳嗽，宜用紫菀饮。如《秘传证治要诀·卷之六·诸嗽门·嗽证》曰："有饮冷热酒，或饮冷水，伤肺致嗽，俗谓之凑肺，宜紫菀饮。"

热嗽，若肺邪郁久而成，症见痰色黄浓，咽干咽痛，痰咯难出；若热邪煎熬津液、灼伤肺络，症见咳嗽腥臭血丝，或痰结如蚬肉，予金沸草散，佐以辰砂化痰丸，或薄荷煎，或八风丹，含用化服。如《秘传证治要诀·卷之六·诸嗽门·嗽证》曰："热嗽，咽喉干痛，鼻出热气，其痰嗽而难出，色黄且浓，或带血缕，或带血腥臭，或坚如蚬肉，不若风寒之嗽，痰清而白。宜金沸草散，仍以辰砂化痰丸，或薄荷煎，八风丹含化。热嗽，于金沸草散中，加五味子、杏仁、茯苓足成十品，入枣子一个同煎，功效尤胜，名旋覆汤。"治热嗽，以小柴胡汤加五味子。

②冷热嗽

冷热嗽，乃因不适寒温，寒热俱感。症见遇乍寒亦嗽，乍热亦嗽，饮热亦嗽，饮冷亦嗽，宜用金沸草散合消风散水煎服，或应梦人参散；或款冬花散、二母散，仍以辰砂化痰丸、八风丹或四和丸含服。冷热嗽，症见致失音者，浓煎独味枇杷叶散，佐以橄榄丸含服。如《秘传证治要诀·卷之六·诸嗽门·嗽证》曰："冷热嗽，因增减衣裳，寒热俱感，遇乍寒亦嗽，乍热亦嗽，饮热亦嗽，饮冷亦嗽，宜金沸草散、消风散各一帖和煎，或应梦人参散，或款冬花散、二母散，仍以辰砂化痰丸、八风丹或四和丸含化。"

③伏热嗽

伏热咳嗽，是指邪热伏于上焦心肺之间所致咳嗽。若作一般热嗽治多不效，当以竹叶石膏汤，去竹叶入粳米，酌加知母，多加五味子、杏仁。如《秘传证治要诀·卷之六·诸嗽门·嗽证》曰："有热嗽诸药不效，竹叶石膏汤去竹叶，入粳米，少加知母，多加五味、杏仁。此必审是伏热在上焦心肺间者可用。"

④七情饥饱嗽

七情饥饱嗽，是因情志失调，饥饱失度，损伤腑脏正气，以致邪气上逆犯肺，肺失宣发肃降，痰浊壅塞于肺等，所致咳嗽。治宜顺气为先，并佐泻肺止咳；宜用四七汤半剂，加桑白皮、杏仁、五味子、人参、阿胶各半钱。如《秘传证治要诀·卷之六·诸嗽门·嗽证》曰："七情饥饱嗽，无非伤动脏腑正气，致邪上逆，结成痰涎，肺道不理。宜顺气为先，四七汤半帖，加桑白皮、杏仁、五味子、人参、阿胶各半钱。"

⑤血痰食嗽

血痰食嗽，是因饮食失宜，土气侮木，致肝气不利，扰动痰食上犯于肺，所致咳嗽。治宜顺气化痰止咳，用二陈汤加木香、杏仁、细辛、枳壳各半钱。如《秘传证治要诀·卷之六·诸嗽门·嗽证》曰："有嗽血痰，与食俱出者，此盖饮食失节，致肝气不利，而肺又有客邪。肝浊道、肺清道，清浊相干，宜二陈汤加木香、杏仁、细辛、枳壳各半钱。"

⑥暴嗽

暴嗽，多因外感风寒所致。当辨其虚实标本。本于肾虚者，徒祛邪去标，必然不效；若见效乃其虚不甚，当予鹿茸丸、大菟丝子丸，是为正治。如《秘传证治要诀·卷之六·诸嗽门·嗽证》曰："有暴嗽，服药不效者，或教之进生料鹿茸丸、大菟丝子丸方愈，此乃肾虚所致。有本有标，却不可以暴嗽为疑，遽补之非。然所以易愈者，亦觉之早故也。"

⑦劳嗽

劳嗽，多由于久嗽成劳，或因病劳久嗽，皆可成劳嗽。症见寒热往来，或独热无寒，咽喉干痛，精神疲乏，所嗽之痰，或浓，或时有血，腥臭异常，语声不出。治宜补肺汤半帖，加杏仁、贝母、款冬花、阿胶、百合各半钱，煎去渣，调钟乳粉口服。伴咽痛者，加桔梗半钱；热甚者，加秦艽半钱；呕者，去地黄，加半夏；气急者，加灵砂丹吞服或三炒丹吞服。如《秘传证治要诀·卷之六·诸嗽门·嗽证》曰："劳嗽，有久嗽成劳者，有因病劳久嗽者，其证寒热往来，或独热无寒，咽干嗌痛，精神疲极，所嗽之痰或浓，或时有血，腥臭异常，语声不出者，补肺汤半帖，加杏仁、贝母、款冬花、阿胶、百合各半钱，煎去渣，调钟乳粉。咽痛者，更加桔梗半钱；热甚者，更加秦艽半钱；呕者，去地黄，加半夏如其数；气急者，加灵砂丹或三炒丹。"

⑧久嗽

久嗽，是因经年累月咳嗽不已所致。单纯的经年咳嗽，无他症状，用三拗汤，佐以青金丹含服。久咳，脾胃如常，饮食不妨者，也可用人参清肺汤、参粟汤治疗。

3）时行咳嗽

时行咳嗽，是因感受时行不正之气所致，有流行性和传染性。症见发热恶寒，头痛鼻塞，气急，连咳不已。治时行咳嗽，应根据运气学说。如《秘传证治要诀·卷之六·诸嗽门·嗽证》曰："发热恶寒，头痛鼻塞，气急，状如伤冷热，连咳不已，初得病即伏枕，一两日即轻。记壬午秋，满

城有此病。继时甲午年夏秋之交，此病又自南而北，得免者少，并呼为虾
蟆瘟，用参苏饮加细辛半钱。"据运气理论推算，壬午秋当位四之气，木运
太过，少阴君火司天，阳明燥金在泉，太阴湿土主气，少阳相火客气，风
火相煽，内合于肺；又甲午夏秋之交，甲午岁四之气，土运太过，少阴君
火司天，阳明燥金在泉，太阴湿土主气，少阳相火客气。故当时发生时行
咳嗽。

（4）遣方用药

①活用二陈汤

《秘传证治要诀·卷之六·诸嗽门·嗽证》曰："凡诸嗽，未审内外所
感，并宜二陈汤加杏仁、五味、人参各半钱重。"此师法于朱丹溪。其师朱
丹溪治嗽首推二陈汤，以为准绳，朱丹溪认为，二陈汤不啻燥湿化痰，亦
可顺气。因其治咳嗽，以治痰为先，治痰必以顺气为主。戴思恭承袭了朱
丹溪治痰理气的观点，"善治痰者，不治痰而治气，气顺则一身之津液，亦
随气而顺矣"（《丹溪心法·痰十三》）。戴思恭认为，咳嗽未明内因、外因
时，皆可用二陈汤，并加杏仁、五味子、人参各半钱。

②喜用五味子

治冷嗽、热嗽、感风而嗽、感暑而嗽、伏热嗽、七情饥饱嗽等，多予
五味子，以为佐药。如《秘传证治要诀·卷之六·诸嗽门·哮喘》曰："治
嗽与喘，用五味为多，但五味有南有北，生津止渴，润肺益肾，治劳嗽者，
宜用北五味；若风邪在肺，宜用南五味。不若二者兼用。"此言北五味子
偏补而敛肺止咳，南五味子祛外邪（风寒之邪）而止咳。如"感暑而嗽者，
自汗烦渴，或带寒面垢，六和汤加五味子一钱"。此言阳暑证或阴暑证之咳
嗽，予六和汤疗暑，佐以南五味子止咳。又如，"饮水一二口而暂止者，热
嗽也；呷热汤而暂停者，冷嗽也。治热嗽以小柴胡汤加五味；冷嗽，理中
汤加五味"。

③创立"佐方"

《秘传证治要诀·卷之六·诸嗽门·嗽证》曰："诸嗽皆可佐以应梦观音散。"即凡见咳嗽,皆可佐以应梦观音散,而非佐药。戴思恭指出,治热嗽失声者,若仍投以冷剂治疗嗽热,则成寒包热之象,寒热俱在,与寒热嗽相类,其声则愈不出者,浓煎独味枇杷叶散,佐以橄榄丸含服。单纯的经年咳嗽,无他症状,用三拗汤,佐以青金丹含服。见"经年累月久嗽不已,服药不瘥,余无他证,却与劳嗽不同,宜三拗汤,仍佐以青金丹"(《秘传证治要诀·诸嗽门·嗽证》)。

2. 泄泻

(1)概述

《秘传证治要诀·卷之八·大小腑门·溏泄》阐释泄泻之论治,从寒、热、暑、湿、脾气虚、食积、伤酒等方面论治泄泻。其病因病机有外感、内伤之分。戴思恭在《金匮钩玄·附录·泄泻从湿治有多法》中指出,治疗泄泻,有"宜汗解、宜下而保安、宣化而得安、补养而愈、调和脾湿、升举而安、燥湿而后除、寒凉而愈"等多法;同时又指出,在运用清湿热、利小便、收涩之法时,应审慎辨证,切中病机而用。

(2)病因病机

《丹溪心法·卷二·泄泻十》曰："泄泻,有湿,火,气虚,痰积,食积。"戴思恭在继承朱丹溪学术思想的基础上,提出"凡泻水腹不痛者,是湿也;饮食入胃不住或完谷不化者,是气虚也;腹痛泻水、腹鸣,痛一阵泻一阵,是火也;或泻,时或不泻,或多或少,是痰也;腹痛甚而泻,泻后痛减者,是食积也"(《金匮钩玄·卷第一·泄泻》)。其在《金匮钩玄·附录·泄泻从湿治有多法》中,进一步阐述:"夫泄有五,飧泄者,水谷不化而完出,湿兼风也;溏泄者,所下汁积枯垢,湿兼热也;鹜泄者,所下澄澈清冷,小便清白,湿兼寒也;濡泄者,体重软弱,泄下多水,湿自甚也；滑泄者，久下不能禁固，湿盛气脱也。"说明泄泻的主要病因为湿邪。戴思恭在《秘传证治要诀·大小腑门·溏泄》中，则认为寒、热、暑、湿、脾气虚、食积、伤酒等皆可致泄泻。总之，戴思恭对泄泻的病因病机进行了更为深刻的论述，较朱丹溪所论更为详尽。

（3）辨证施治

对泄泻的辨证施治，戴思恭在《秘传证治要诀·卷之八·大小腑门·溏泄》中指出，有寒泻、热泻、暑泻、气泻、湿泻、伤食泻、脾虚泻、伤酒泻、伤面泻、愈后复发之泻及五更泻等不同证候类型，并分别论述其处方用药。

①寒泻

寒泻，是因寒邪侵袭，导致腹中气机阻滞所致。症见腹部攻刺作痛，泻下清水，腹内雷鸣，饮食不化。治宜理中汤或附子补中汤，吞服大已寒丸，或用附子桂香丸。伴有畏食，宜用八味汤。因泻而出现烦躁，饮水即泻，用参附汤。

②热泻

热泻，是因湿热之邪犯脾，湿热中阻，中焦气机不畅所致。症见粪色赤黄，肛门疼痛灼热，大便出肛门有热感，烦渴，小便不利。治宜用五苓饮，兼吞服香连丸。临床上因腹泻，损伤津液，出现口渴，小便赤涩，不可妄作热论，只有热泻，方用冷剂。不然，妄投冷剂会加重病情。只有泻止，渴才能自止，小便也能如常。

③暑泻

暑泻，是因暑邪外侵，或饮啖日中之所晒物，坐日中热处所致。症状与热泻略同。症见粪色赤黄，肛门疼痛灼热，大便出肛门有热感，烦渴，小便不利。治宜用胃苓饮，或五苓散，加车前子少许，兼含服来复丹。

④气泻

气泻，是因中脘停滞，气不流转，水谷不分所致。症见肠鸣气走，胸膈痞闷，腹急而痛，泻则稍可，须臾又急；或腹急，气塞而不通。治宜大七香丸，入米煎服。久而不愈者，宜宽中散，兼吞服震灵丹，仍佐以米饮调香附末。

⑤湿泻

湿泻，是由于坐卧湿处，或梅雨季节，或久雨不晴，以致湿邪伤脾所致。症见腹泻，泻水腹不痛。治宜用除湿汤，兼吞服戊己丸，或用胃苓汤，病重者宜用术附汤。如其人本不甚泻，每日两三次鸭溏，常服平胃散自愈。因平胃散中苍术，可以燥脾湿。

⑥伤食泻

伤食泻，俗称伤败腹。多因饮食过多，损伤脾气所致。症见腹痛甚而泻，泻后痛减，噫气如败卵臭。治宜用治中汤加砂仁半钱，或杂服七香丸、红丸子。饮食停积致腹痛、腹泻，宜先用调脾饮，吞服感应丸，不可遽用治中汤涩肠止泻。对于食一物过伤而导致的腹泻，《秘传证治要诀·大小腑门·溏泄》曰："因食一物过伤而泻，后复食之即泻者，以脾为其所伤未复而然，宜健脾汤。"对于过食冷物导致的腹泻，戴思恭又曰："因食冷物停滞伤脾，脾气不暖，所食之物不能消化，泻出而食物如故。宜治中汤加干葛，吞酒煮黄连丸。"（《秘传证治要诀·大小腑门·溏泄》）

⑦脾虚泻

脾气久虚而泻，俗名录食泻。多由于脾气久虚，运化失职，饮食不化所致。症见经年累月食毕即肠鸣腹急，尽下所食之物，才觉宽快，不食则无事。治宜用快脾丸吞服二五粒。脾阳亏虚，阳虚则寒，症见少气，前后泄痢，不欲饮食，脉细等。宜用连理汤。连理汤，即理中汤加茯苓、黄连。

⑧伤酒泻

伤酒泻，因过度饮酒，损伤脾胃所致。症见晨起必泻。治宜用理中汤加干葛根，吞服酒煮黄连丸。或泄泻频数，宜用冲和汤。

⑨伤面泻

伤面泻，因过食面食而致。治宜用养胃汤加萝卜子炒研破一钱。伴有腹痛，更加木香半钱。腹泻甚者，养胃汤去藿香加炮姜。

⑩愈后复发之泻

愈后复发之泻，多由于腹内有积所致。治宜用感应丸。见"泻已愈，隔年及后期复泻，古论云：病有期年而发者，有积故也。宜感应丸"（《秘传证治要诀·卷之八·大小腑门·溏泄》）。

⑪五更泄

五更泄，俗称脾肾泄，其病位在肾。多由于肾阳虚衰，火不暖土所致。症见每日五更初洞泄，即使注意忌口，日间、上半夜不腹泻，近五更其泻复作。服一般止泻药无效，治宜用米汤吞服五味丸，或单用北五味煎汤口服，或用分水饮并吞服二神丸及椒朴丸，或用平胃散并吞服小茴香丸，病久而重，其人虚甚，用椒附汤。

（5）遣方用药

①喜用分水丸

戴思恭认为，在寒泻、热泻不明之时，宜先用分水丸一二服。同时指出，对伤食泻不可用分水丸。如《秘传证治要诀·卷之八·大小腑门·溏泄》曰："冷泄不言而喻，热亦能泻者，盖冷泻譬之盐见火热则凝，冷则复消；热泻譬之水寒则结凝，热则复化为水。此外证状不一，疑似之间，并宜先用分水丸一二服。惟伤食泻不可用。"

②活用连理汤

连理汤，即理中汤加茯苓、黄连，用于治疗脾胃虚寒导致的虚寒泄泻。若值暑月，导致暑泻，当合用暑药。若是冷泻，当合热药。盛暑，又内伤生冷。症见腹泻较频，肛门热，小便赤涩，心烦口渴喜冷饮，宜用连理汤。

此外，暑泻久不愈，暑毒已去，泻久下元虚衰，症见日夜频泻，宜用连理汤。如《秘传证治要诀·卷之八·大小腑门·溏泄》曰："原是暑泻，经久下元虚甚，日夜频并，暑毒之势已然，而泻不已，复用暑药，则决不能取效，便用姜附辈，又以难施，疑似之间，尤宜用此；余曾治伤寒协然自利，有用白姜、黄连对半，名金银汤，即此意也，然不若连理汤为稳；如寒泻服上药未效，宜木香汤，或姜附汤、六柱汤，吞震灵丹、养气丹，手足厥逆者，兼进朱砂丹。"

③善用单验方

单用北五味煎汤口服，治疗脾肾泄。因北五味有收敛固涩，益气生津，补肾宁心的作用。

（6）转归预后

对于泄泻的转归预后，戴思恭指出，药食方入口而即泻下者，难治。脾阳亏虚，临床出现"脉细，少气，前后泄痢，饮食不入"者，难治。并提出"五虚者，死"（《秘传证治要诀·卷之八·大小腑门·溏泄》）。

3. 中风

（1）概述

戴思恭在《秘传证治要诀·卷之一·诸中门·中风》中指出："中风之证，卒然晕倒，昏不知人；或痰涎壅盛，咽喉作声；或口眼㖞斜，手足瘫缓；或半身不遂；或舌强不语。"又曰："肥人多有中病，以其气盛于外而歉于内也。"中风的病因病机，为"风邪既盛，气必上逆，痰随气上，停留壅塞"所致。戴思恭在朱丹溪论治中风主张分"血虚、气虚、挟火、挟湿"的基础上，指出中风"有兼痰积，有热多，有湿热相半，临病制方，无一定之法"（《推求师意·卷之下·中风》）。中风之治疗，调气为先，以气理风，气顺则痰消，徐理其风，庶可收效。治风之法，初得之，先应顺气，及其病久，即当活血。虚热生风，元气虚，虚则风乘之，治虚当兼治风。

（2）病因病机

关于中风的病因病机，戴思恭在《推求师意·卷之下·中风》中指出："有兼痰积，有热多，有湿热相半。"《秘传证治要诀·卷之一·诸中门·中风》指出，中风是由于"风邪既盛，气必上逆，痰随气上，停留壅塞"所致。可见中风与痰密切相关。此外，五脏虽皆有风，然风邪犯肝经为多；因肝主筋属木，风易入之。肝受风则筋缓不荣，或缓或急，故㖞斜、瘫缓、不遂、舌强、语言謇涩等。

（3）辨证施治

戴思恭在《秘传证治要诀·卷之一·诸中门·中风》中，将中风分为中脉、中腑、中脏等类型。进而指出，中脉则口眼㖞斜，中腑则肢体废，中脏则性命危。提出判断中风受病深浅之法，如"昏沉不省人事，口噤不可进药，急以生半夏为末，吹入鼻中，或用细辛、皂角为末，吹入喉，喷嚏则苏。此可以验其受病深浅，则知其可治不可治"。

①中脏

中脏，则性命危。症见卒然晕倒，昏不知人，痰涎壅盛，咽喉作声；或口眼㖞斜，手足瘫缓，舌强语謇。治宜先用麻油调苏合香丸，或用姜汁调苏合香丸，或用白汤调苏合香丸。如口噤，抉开灌之。苏醒后，宜用八味顺气散。

昏沉不省人事，口噤不可进药，急以生半夏为末，吹入鼻中；或用细辛、皂角为末，吹入喉，若得喷嚏则为苏醒。苏醒后，宜用八味顺气散；或用小续命汤水煎去滓，调服苏合香丸一粒。或用五积散加麝香少许，或用星香散，或用醒风汤加木香一钱。如服上药无效，"其人顽涎愈盛，或前证不解，或增困重，宜星附汤，或三生饮加全蝎三个，间磨沉香汤下养正丹。肥人多有中病，以其气盛于外而歉于内也。肺为气出入之道，人肥者气必急，气急必肺邪盛，肺金克木，胆为肝之腑，故痰涎壅盛，所以治之必先以理气为急。中后，气未尽顺，痰未尽除，调理之剂，惟当以藿香正气散、星香散煎服"（《秘传证治要诀·卷之一·诸中门·中风》）。

②中腑

中腑，则肢体废。症见身体不遂，能言能食，神志清醒。治宜用地仙丹。如《秘传证治要诀·卷之一·诸中门·中风》曰："若人自苏者，能言能食，惟身体不遂，急则挛蜷，缓则耽曳，经年累月，难以起止，加减地仙丹常服。"戴思恭继承了朱丹溪治疗中风半身不遂的方法。如：左侧肢体半身不遂及右侧肢体半身不遂，分别采用不同的治疗方药；左侧肢体半身不遂用四物汤等加桃仁、红花、竹沥、姜汁；右侧肢体半身不遂用二陈汤、四君子等加竹沥、姜汁。如《金匮钩玄·卷第一·中风》曰："半身不遂，大率多痰。在左属死血、无血，在右属痰、有热、气虚。病若在左者，四物汤等加桃仁、红花、竹沥、姜汁；在右者，二陈汤、四君子等加竹沥、姜汁。"若伴有疼痛，或遍身疼痛，或手足疼痛，宜加服铁弹丸。其他，如碧霞丹、青州白丸子、防风丸、犀角丸、八风散、骨碎补丸、乌荆丸、大三五七散、四生散、省风汤、五痹汤、四生丸、轻脚丸、伏虎丹、秘方换腿丸、左经丸、木瓜丸、胡麻散等，皆宜斟酌病源，随证选用。

③中脉

中脉，则口眼㖞斜。如《秘传证治要诀·卷之一·诸中门·中风》曰："风中脉则口眼㖞斜。"中脉症见口眼㖞斜。先烧皂角烟熏之，以逐去外邪，次烧乳香熏之，以顺其血脉。伴多怒，宜用小续命汤加羚羊角；伴口渴者，用小续命汤去附子，加秦艽半钱；伴恍惚错语，用小续命汤加茯神、远志各半钱；伴失眠不得睡者，用小续命汤加炒酸枣仁半钱；伴不能言者，用小续命汤加竹沥一蚬壳许；伴疲乏无力，用小续命汤去麻黄加茯苓。

④中饮食

中饮食，俗呼为哑风。症见坐卧如常，唯失音不语。宜用小续命汤去附子，加石菖蒲一钱。

⑤气虚痰阻

中风气虚痰阻，症见疲乏无力，痰多者，治宜用四君子汤和星香饮水煎服，或六君子汤水煎服。见"若中后体虚有痰，不可峻补。热燥者，宜四君子汤和星香饮，或六君子汤和之"（《秘传证治要诀·卷之一·诸中门·中风》）。

（4）遣方用药

①喜用单验方

单纯口眼㖞斜，以蓖麻去壳烂捣，右㖞涂在左，左㖞涂在右；或以鳝鱼血入麝香少许，右㖞涂在左，左㖞涂在右。如《秘传证治要诀·卷之一·诸中门·中风》指出："口眼㖞斜未正者，以蓖麻去壳烂捣，右㖞涂在左，左㖞涂在右；或以鳝鱼血入麝香少许，涂之也。""无故口眼㖞斜者，宜用炮熟川乌。"又曰："有无故口眼㖞斜，投以中风药剂不效，盖缘骨虚中受风所致，当于此求之，不可例作寻常中风治之，川乌一味，决不可少，宜炮熟用。"

②活用生半夏、细辛、皂角

中风，症见昏沉不省人事，口噤不可进药。治宜急以生半夏为末，吹入鼻中，或用细辛、皂角为末，吹入喉，取喷嚏。如《秘传证治要诀·卷之一·诸中门·中风》指出："诸中……昏沉不省人事，口噤不可进药，急以生半夏为末，吹入鼻中。或用细辛、皂角为末，吹入喉，喷嚏则苏。"

③创立中药熏法治中风

戴思恭治中风，创立中药熏法。如用皂角、乳香烟熏，治疗中风口眼歪斜。《秘传证治要诀·卷之一·诸中门·中风》曰："中而口眼㖞斜者，先烧皂角烟熏之，以逐去外邪，次烧乳香熏之，以顺其血脉。"

（5）转归预后

戴思恭认为，中风出现偏枯，非旦暮可愈。如中风，口中吐出紫红色为难治。《秘传证治要诀·卷之一·诸中门·中风》曰："诸中，或未苏，或已苏，或初病，或久病，忽吐出紫红色者死。"至于中风出现手撒遗尿，声如鼾睡，皆属难治。如《秘传证治要诀·卷之一·诸中门·中风》曰："发直、吐清沫、摇头、上窜、面赤如妆，汗缀如珠；或头面赤黑，眼闭口开，手撒遗尿，声如鼾睡，皆不可治。"

4.头痛

（1）概述

《秘传证治要诀·卷之五·诸痛门·头痛》阐释头痛之论治，其病因有因气、因痰、因虚，及外感风寒暑湿四气，或酒食所伤，或作劳失力等不同；临床根据其不同病因而论治。具体阐述了偏正夹脑风头痛、上焦头痛、头风发动头痛、痰作头痛、怒气伤肝头痛、因虚头痛、作劳失力头痛、感风寒暑湿四气头痛、伤食头痛、中酒头痛、偏正头风头痛等各种证型的头痛及治疗方法。

（2）病因病机

头痛是外感或内伤，致气血不和，清浊相干而成。戴思恭具体指出，因气、因痰、因虚；或外感风寒暑湿四气，或酒食所伤，或作劳失力，皆可导致头痛；关于头痛的病机，其特别强调，头痛多主于痰，痛甚者火多。

（3）辨证施治

戴思恭在《秘传证治要诀·卷之五·诸痛门·头痛》中，将头痛分为以下几种证候类型，现就其证治分述如下：

1）外感头痛

①感风寒暑湿四气而头痛

《秘传证治要诀·卷之五·诸伤门·伤风寒》中，论及感受风寒暑湿四气所致头痛。例如：

太阳病伤风、伤寒初得病时。伤风症见发热、头疼、体痛，恶风有汗。伤寒症见发热、头疼、体痛，恶寒无汗。治疗伤风、伤寒初得病时出现头痛，皆可选用和解散、芎芷香苏散，或养胃汤加甘草、川芎各半钱，热服温覆。

若太阳病不解，传经后，症见身热烦渴，小便赤，大便不通，言语不得，睡不宁，鼻干头目疼，日晡增剧，不恶寒，反恶热，舌上白苔，中有断文，或黑苔……甚则昏不知人，宜用大柴胡汤、小承气汤下之。若症见"身热烦渴，小便赤……言语不得，睡不宁，鼻干头目疼，日晡增剧，不恶寒，反恶热，舌上白苔，中有断文，或黑胎……甚则昏不知人"，而大便自调者，治宜用白虎汤少加小柴胡汤。

至于少阳证，出现"胸胁俱痛，头疼，耳聋，口苦，或渴，或呕，大小便或利或不利，往来寒热"，治宜用小柴胡汤。若太阳与阳明合病，症见"身热头疼，项强烦热，鼻干目疼而呕"，治宜用葛根汤加半夏一钱；若太阳与少阳合病，症见"头疼腰疼，往来寒热，胸胁疼痛而呕"，治宜用黄芩汤加半夏一钱半，入生姜五片煎服。

此外，夏天天气炎热，因露卧，又为冷气所袭，其人伤于暑，又复感于寒。症见自汗怯风，身疼头痛，去衣则凛，着衣则烦，或已发热，或未发热。宜用六和汤加扁豆、砂仁。伤暑且伤食者，症见"头疼背寒，自汗发热，畏食恶心，噫酸臭气，胸膈痞满"，宜用六和汤加砂仁。因汗渍衣湿，当风坐卧而伤于风湿，出现风湿头痛，伴身重，恶风，不欲去衣被，或额上微汗，或身体微肿，宜用除湿汤合桂枝汤合煎。

②上焦头痛

上焦头痛，因上焦有热而致头痛，治宜用败毒散去柴胡，加甘菊花。如《秘传证治要诀·卷之五·诸痛门·头痛》曰："有上焦热，头痛，宜败毒散去柴胡，加甘菊花如其数。"若头痛夹热，项生磊块作痛，治宜用都梁丸。

2）内伤头痛

①偏正夹脑风头痛

偏正夹脑风，症见头痛；治宜用莲子、草乌。见《秘传证治要诀·卷之五·诸痛门·头痛》指出："偏正夹脑风，服川乌、附子不愈，用莲子、草乌而愈者，此乃毒攻毒之意，不可不知。"

②头风发动头痛

头风发动头痛，症见头痛，顶后两项筋紧吊起作痛。治宜用大三五七散。如《秘传证治要诀·卷之五·诸痛门·头痛》指出："有头风发动，顶后两项筋紧吊起作痛者。看其人挟寒挟虚，宜大三五七散。"头风时有夹热而用清热之剂效不显者，宜用消风散，或通关散，或川芎茶调散，冲服。

③痰浊头痛

痰浊头痛，是气机不利，痰气上攻所致。症见头痛，呕吐，痰多。治宜用芎星汤，或芎辛汤去茶牙，或导痰汤加川芎半钱。其他，如八生散亦可选用。有病痰浊头痛，发作无时，俗名痰饮头风，乃因气不顺，停痰上攻所致。治宜用顺气化痰，方选二陈汤、导痰汤。如《秘传证治要诀·卷之五·诸痛门·头痛》曰："痰作头痛，其人呕吐。痰多者，宜芎星汤，或芎辛汤去茶牙，导痰汤加芎半钱，八生散亦可用。有病此发作无时，俗名痰饮头风，气不顺，停痰上攻头痛，顺气为上，二陈汤、导痰汤，并有加料法。"

④怒气伤肝头痛

怒气伤肝头痛，是肝气上逆，肺失肃降，逆气上冲犯脑所致。症见头痛，心烦易怒。治宜用沉香降气汤合苏子降气汤，吞服养正丹，或用芎附饮。如《秘传证治要诀·卷之五·诸痛门·头痛》曰："怒气伤肝，及肺气不顺，上冲于脑，令人头痛，治宜用沉香降气汤并苏子降气汤，下养正丹，或用芎附饮。"

⑤因虚头痛

因虚头痛，又名肾厥头痛，治宜用正元散，或大三五七散，入盐煎服；或于正元散入炒椒十五粒，并吞服来复丹，偶可间断吞服黑锡丹。如服上药不效，其痛愈甚，治宜选用茸朱丹。如《秘传证治要诀·卷之五·诸痛门·头痛》曰："因虚头痛，此为肾厥头痛，宜用正元散，或大三五七散，入盐煎服，或于正元散入炒椒十五粒，下来复丹，间进黑锡丹。有服诸药不效，其痛愈甚，宜茸朱丹。"

⑥作劳失力头痛

作劳失力头痛，是过度劳累，尤其是劳力过度所致。症见头痛，身体痛，疲乏无力。治宜用如圣饼子，或乌芎汤。如《秘传证治要诀·卷之五·诸痛门·头痛》曰："诸头痛，有因气、因痰、因虚，及外感四气，或酒食所伤，或作劳失力，以致头痛。不问何证，疑似之际，并可与如圣饼子、乌芎汤。"

⑦伤食头痛

伤食头痛，症见头痛，身不痛，胸膈痞塞，吐逆咽酸，噫败卵臭，畏食，发热恶寒。治宜用治中汤加砂仁一钱，并吞服红丸子，或吞服小七香丸。

⑧中酒头痛

伤酒头痛，症见头痛如破，恶心呕逆，吐出宿酒，昏冒眩晕。治宜用冲和汤、半夏茯苓汤，或理中汤加干葛七分，或用末子理中汤和缩脾饮。

⑨偏正头风头痛

偏正头风头痛，症见"偏正头风作痛，痛连于脑，常如牵引之状，发则目不可开，眩晕不能抬举"（《秘传证治要诀·卷之五·诸痛门·头痛》）。

治宜用芎辛汤加全蝎五个，间断吞服太阳丹及如圣饼子，或用大茶调散、八生散、追风散、大三五七散随证选用。伴膈上有热者，宜用大茶调散合一字散冲服。

（4）遣方用药

①喜用如圣饼子、乌芎汤

戴思恭在《秘传证治要诀·卷之五·诸痛门·头痛》中指出，头痛可"因气、因痰、因虚，及外感四气，或酒食所伤，或作劳失力"所致。头痛因气、因痰、因虚，及外感四气，或酒食所伤，或作劳失力等原因不明时，皆可用如圣饼子、乌芎汤。

②活用清空膏

清空膏出自李东垣《兰室秘藏·卷中》，药物组成：羌活、防风、黄连各炒一两，柴胡七钱，川芎二钱，炙甘草一两半，黄芩（三两，刮去黄色，锉碎一半，酒炒一半）。服用方法：上为末，每服二钱匕，热盏内入茶少许，汤调如膏，抹在口内，少用汤送下，临卧服之。戴思恭在《金匮钩玄·卷第一·头痛》中指出，清空膏可用于治疗血虚头痛之外的各种头痛。

③善用单验方

戴思恭治头痛，善用单验方。如臭毒头痛，宜用炒香附。见"外有臭毒头痛，一味吃炒香附愈"（《秘传证治要诀·卷之五·诸痛门·头痛》）。又如，头痛而痒，可用乌醋磨铁锈涂患处，或用生姜汁揩擦患处。如《秘传证治要诀·卷之五·诸痛门·头痛》曰："烂头风，痒而痛者，于服头风药外，用乌醋磨铁锈涂，生姜汁亦可揩擦。"

5. 积聚

（1）概述

戴思恭在《金匮钩玄·卷第二·癥瘕》指出："有积聚成块，不能移动者是癥；或有或无，或上或下，或左或右者是瘕。"在《秘传证治要诀·卷之三·诸气门·积聚》中，阐释积聚之论治，戴思恭明确指出："五脏之积曰五积，六腑之积曰六聚。积有定形，聚无定处"。由此可知，积属有形，固定不移，多为脏病；聚属无形，聚散无常，多为腑病。根据致病的原因，积可分为气积、酒积、血积、食积、水积、涩积及肉积等。积聚之病因病机，可归结为气滞、血瘀、痰浊蕴结于体内所致。积聚之治疗，针对病因治疗，并加用破块药。

（2）病因病机

戴思恭认为，积聚常因气滞、酒滞、血积、痰浊、食滞、水积、涩积及肉积等交错夹杂、气滞血瘀而致，病机主要是气机阻滞，瘀血内结。聚证以气滞为主，积证以血瘀为主。

（3）辨证施治

《秘传证治要诀·卷之三·诸气门·积聚》中，将积聚分为肝积、肺积、心积、脾积、肾积、腹中气聚致瘕、酒癖、腹部癥瘕及饮癖成块论述证治。

①肝积

肝积，又名肥气，位于左胁下，症见积块状如覆杯，或如鳖，伴痛在两胁，牵引小腹，或呕逆，或足寒而转筋。治宜用大七气汤水煎，待冷，另以铁器烧通红，以药淋之，乘热服。如《秘传证治要诀·卷之三·诸气门·积聚》曰："肝积在左胁下，状如覆杯，或如鳖，或呕逆，或痛在两胁，牵引小腹，足寒转筋，久则如疟，名曰肥气，宜大七气汤煎熟，待冷，却以铁器烧通红，以药淋之，乘热服。"

②肺积

肺积，又名息贲，位于右胁下。症见积块形如覆杯，气逆背痛，气短，健忘，目暝肢冷，皮肤时有刺痛，久则咳喘。宜用大七气汤加桑白皮、半夏、杏仁各半钱水煎服。如《秘传证治要诀·卷之三·诸气门·积聚》曰：

"肺积在右胁下，大如覆杯，气逆背痛，或少气喜忘，目瞑肤寒，皮中时痛，如虿喙针刺，久则咳喘，名曰息贲，宜大七气汤加桑白皮、半夏、杏仁各半钱。"

③心积

心积，症见积块从脐下至胃脘，且大如臂，伴腹热，咽干，心烦，甚则吐血。治宜用大七气汤加石菖蒲、半夏各半钱。如《秘传证治要诀·卷之三·诸气门·积聚》曰："心积起脐下，直至心，大如臂，腹热咽干，心烦，甚则吐血，名曰伏梁，宜大七气汤加石菖蒲、半夏各半钱。"

④脾积

脾积，又名痞气，症见胃脘积块大如覆杯，背痛心疼，饮食减少，腹胀满，呕吐腹泻，消瘦，足肿，甚则四肢不能随意运动。治宜用大七气汤煎服，并吞服红丸子。《秘传证治要诀·卷之三·诸气门·积聚》曰："脾积在胃脘，大如覆杯，痞塞不通，背痛心疼，饥减饱见，腹满吐泄，足肿肉消，久则四肢不收，名曰痞气，宜大七气汤，下红丸子。"

⑤肾积

肾积，又名奔豚。症见气从小腹上至心，如奔豚状，发无定时，伴饮食减少，小腹急，腰痛，口干，头昏，骨冷，甚则骨痿。宜用大七气汤倍肉桂，加茴香、炒川楝子肉各半钱。如《秘传证治要诀·卷之三·诸气门·积聚》曰："肾积发于小腹，奔上至心，上下无时，如奔豚走，饥见饱减，小腹急，腰痛，口干，目昏，骨冷，久则骨痿，名曰奔豚，宜大七气汤倍桂，加茴香、炒楝子肉各半钱。"

⑥腹中气聚致瘕

腹中气聚致瘕，症见腹中感觉包块随气上下移动。宜用散聚汤。见"若腹中似若癖瘕，随气上下，未有定处，宜散聚汤"。若心腹间感觉包块攻撑作痛，用全蝎一个，劈破，煎汤，吞服苏合香丸。如《秘传证治要诀·卷之三·诸气门·积聚》曰："若气作痛，游走心腹间，攻刺上下，隐若雷鸣，或已成积，或未成聚，以全蝎一个，劈破，煎汤，调苏合香丸。"若因热留结不散，结成癥癖，当兼用去热之剂。

⑦腹部癥瘕

腹部癥瘕，症见腹内积块，腹胀。用三棱、莪术，加入香附子；也可用姜苏汤，吞服六味丸（即小七香丸、红丸子、小安肾丸、连翘丸、三棱煎、理中丸等六种丸药）。如《秘传证治要诀·卷之三·诸气门·积聚》曰："有病癥瘕腹胀，纯用三棱、莪术，以酒煨服，下一物如黑鱼状而愈，或加入香附子用水煎，多服取效。"

⑧酒癖

酒癖，多因嗜酒所致。症见腹肚积块，胀急疼痛，或全身肿满，面黄肌瘦，食少。治宜用十味大七气汤，用红酒煎服。如《秘传证治要诀·卷之三·诸气门·积聚》曰："又多饮人，结成酒癖，腹肚积块，胀急疼痛，或全身肿满，肌黄少食，宜十味大七气汤，用红酒煎服。"

⑨饮癖成块

饮癖成块，症见腹胁之间有癖块，口吐涎沫，清水，或素来多痰。治宜用导痰汤。如《秘传证治要诀·卷之三·诸气门·积聚》曰："有饮癖结成块，在腹胁之间，病类积聚，用破块药多不效，此当行其饮，宜导痰汤。何以知为饮？其人先曾病瘥，口吐涎沫，清水，或素来多痰者是也。"

（4）遣方用药

①喜用十味大七气汤、尊贵红丸子

戴思恭在《秘传证治要诀·卷之三·诸气门·积聚》中指出：积有定形，聚无定处，积聚皆宜用十味大七气汤，吞服尊贵红丸子，且日数服。

②创立按病因去积药

戴思恭在《秘传证治要诀·卷之三·诸气门·积聚》中，根据积致病的原因，创立了按病因治疗的去积药。如"木香、槟榔去气积，神曲、麦芽去酒积，虻虫、水蛭去血积，礞石、巴豆去食积，牵牛、甘遂去水积，雄黄、腻粉去涎积，硇砂、水银去肉积"。

③善用单验方

戴思恭在《秘传证治要诀·卷之三·诸气门·积聚》中，治积聚善用单验方。如肝积，用"大七气汤煎熟，待冷，却以铁器烧通红，以药淋之，乘热服"。又如，"气作痛，游走心腹间，攻刺上下，隐若雷鸣，或已成积，或未成聚，以全蝎一个，劈破，煎汤，调苏合香丸"。

6. 痢疾

（1）概述

《秘传证治要诀·卷之八·大小腑门·痢》阐释痢疾之论治，戴思恭明确指出："痢疾古名滞下，以气滞成积，积成痢。治法当以顺气为先，须当开胃。"又曰："凡治痢须先逐去积滞。"其病因病机，为饮食所伤，饮食之积，留滞体内，湿蒸热瘀。关于痢疾之治疗，戴思恭针对时世以痢下赤白分寒热，而妄用兜涩燥剂，辩曰："痢虽有赤白二色，终无寒热之分，通作湿热治，但分新旧，更量元气。"（《金匮钩玄·卷第一·痢》）还指出"风邪内束宜汗之，鹜溏为痢当温之，在表者汗之，在里者下之，在上者涌之，在下者竭之，身表热者内疏之，小便涩者分利之"（《金匮钩玄·附录·滞下辩论》）。

（2）病因病机

滞下即痢疾，世医均以痢下赤白而分寒热，妄用兜涩燥剂止之。有认为病机属积滞者，而用巴硇丸攻之；还有认为病机为湿热者，而用淡渗之剂利之。戴思恭认为，上述治法皆是偏误。他根据刘完素所持"赤白同于一理"（《素问玄机原病式·六气为病·热类》）的观点，指出"果肠胃积滞不行，法当辛苦寒凉药，推陈致新，荡涤而去，不宜巴硇毒热下之；否则郁结转甚，而病变危者有之矣。若泻痢不分两证，混言湿热不利小便，非其治也。夫泄者，水谷湿之象，滞下者，垢瘀之物，同于湿热而成，治分两歧，而药亦异。若淡渗之剂，功能散利水道，浊流得快，便泄自止。此有无之形，岂可与滞下混同论治，而用导滞行积可乎？其下痢出于大肠传送之道，了不干于肾气。所下有形之物，或如鱼脑，或下如豆汁，或便白脓，或下纯血，或赤或白，或赤白相杂，若此者，岂可与泻混同论治，而用淡渗利之可乎？"戴思恭认为，滞下的病因病机，"皆由肠胃日受饮食之积，余不尽行，留滞于内，湿蒸热瘀，郁结日深，伏而不作；时逢炎暑大行，相火司令，又调摄失宜，复感酷热之毒，至秋阳气始收，火气下降，蒸发蓄积，而滞下之证作矣。以其积滞之下行，故名之曰滞下"。明确提出滞下的病机属"湿热瘀积"，至于泻中有赤白之分，亦是其"干于血分则赤，干于气分则白，赤白兼下，气血俱受邪矣"（《金匮钩玄·附录·滞下辩论》）。

（3）辨证施治

戴思恭临床诊病十分重视辨别阴阳，其对痢疾的论述即是以阴阳为纲。如《秘传证治要诀·卷之八·大小腑门·痢》曰："痢疾不问赤白，而知为冷热之证。若手足和暖则为阳，先用粟壳饮，调五苓散，进感应丸；若觉手足厥冷则为阴，当用暖剂。须常识此。"并在该书中将痢疾分为以下证候类型。

①热痢

热痢，又名赤痢，症见下痢血色鲜红，或如蛇虫形，而间有鲜血者，宜用藿香正气散加黑豆三十粒；或用五苓散加木香半钱，粟米少许，吞服黄连丸；或吞服黄连阿胶丸，或吞服茶梅丸。热甚，服上药未效，宜白头翁汤。伴恶寒、发热，宜用人参败毒散加陈仓米一撮煎。

②冷痢

冷痢，症见下痢血色暗如瘀，服冷药所下愈多、去愈频者，宜用理中汤；或用四君子汤加肉豆蔻、木香各半钱。若症见白痢下如冻胶，或如鼻涕，或下如鲀色，或如腊茶色，先宜用多饮除湿汤加木香一钱，吞服感应丸，继进理中汤。如《秘传证治要诀·卷之八·大小腑门·痢》曰："若白痢下如冻胶，或如鼻涕，此属冷痢，先宜多饮除湿汤加木香一钱，吞感应丸，继进理中汤。亦有下如鲀色，或如腊茶色者，亦宜用前白痢药。"白痢久而虚甚者，此乃久痢不止，脾肾阳虚，寒湿内生，阻滞肠腑，病属虚证。治宜温补脾肾收涩固脱，宜用真人养脏汤加熟附片、干姜一钱。

③感暑成痢

感暑成痢，因感暑气而成痢疾者，症见频频下痢瘀血，自汗发热，面垢呕逆，渴欲引饮，腹内攻刺，小便不通，宜用香薷饮加黄连一钱，佐以五苓散，用白汤调服。若不愈，则用香薷饮加黄连一钱，佐以五苓散，用蜜水调服。伴疼甚而食不进者，宜用木香交加散（六和汤、藿香正气散各半帖）。下痢，伴小便不通者，宜优先选用黄连阿胶丸。如《秘传证治要诀·卷之八·大小腑门·痢》曰："下痢，小便不通者，黄连阿胶丸为最。"

④赤白痢

赤白痢，症见痢下赤白夹杂，宜用胃苓饮加陈仓米一撮煎服，吞服驻车丸。如《秘传证治要诀·卷之八·大小腑门·痢》："赤白杂者，宜胃苓饮加仓米一撮煎，吞驻车丸。"

⑤休息痢

休息痢，因兜住积滞，遂成休息痢；再投去积，却用兜剂，兜住太早，积不尽除；或因痢愈而不善调理，以致下痢时止时作。宜用四君子汤加陈皮一钱，木香半钱，吞服驻车丸。如《秘传证治要诀·卷之八·大小腑门·痢》曰："休息痢，因兜住太早，积不尽除，或因痢愈而不善调理，以致时止时作，宜四君子汤加陈皮一钱、木香半钱，吞驻车丸。"

⑥劳痢

劳痢，因痢久不愈，耗损积血，致肠胃虚空，变生他证。症见痢久不愈，五心发热，如劳之状。宜用蒴莲饮，赤多倍莲肉，白多倍山药。痢后调补，宜用异攻散（即四君子汤加陈皮一钱半）。痢后恶甜者，宜用生料平胃散加人参、茯苓各半钱。如《秘传证治要诀·卷之八·大小腑门·痢》曰："劳痢，因痢久不愈，耗损精血，致肠胃虚空，变生他证。或五心发热，如劳之状，宜蒴莲饮，赤多倍莲肉，白多倍山药。痢后调补，宜四君子汤加陈皮一钱半，即异攻散。恶甜者，生料平胃散加人参、茯苓各半钱。"

⑦禁口痢

禁口痢，因得痢疾后即不能进食，或因得痢疾后用冷药过多不食者，乃胃虚，木火乘之，土败木乘。症见下痢而不能进食。治疗上不可拘于赤痢难用热药之说，当以温中进食为先，宜用治中汤加木香半钱，或缩砂仁一钱。如《秘传证治要诀·卷之八·大小腑门·痢》曰："禁口痢者，有得病即不能进食者，或因冷药并药过多不食者，却不可拘于赤痢难用热药之说，当以温中进食为先，宜治中汤加木香半钱，或缩砂一钱。"

⑧风痢

痢后风，因痢后下虚，不善调养，或行走过多，或房劳过度，或复感外邪，遂成风痢。症见两脚酸软疼痛，其疼痛若痹证。宜用独活寄生汤，吞服虎骨四斤丸；或用大防风汤。如《秘传证治要诀·卷之八·大小腑门·痢》曰："痢后风，因痢后下虚，不善调将，或多行，或房劳，或感外邪，致两脚酸软，若痛若痹，遂成风痢，独活寄生汤，吞虎骨四斤丸；或用大防风汤。"

（4）遣方用药

①善用感应丸

感应丸出自《太平惠民和剂局方》。组成：百草霜，用村庄有柴木草烧锅底上刮取，研，一两。肥杏仁去皮尖，去双仁，一百四十个，另研。丁香、木香各半两、炮川干姜一两。肉豆蔻面包煨去油，取霜，二十个。巴豆去壳，纸包去油，七十八粒。用法：上取百草霜、杏仁、巴豆，另研余四味，共为末，和匀，先将好黄蜡四两溶化，以重绵滤去渣，更以好酒一升，于瓦器内煮蜡数滚，倾出，候酒冷，其蜡自浮于上，春夏用油一两，秋冬用油一两半，熬令香熟，次下蜡同化，乘稍热和前药末作块，油纸包收，旋丸如绿豆大，每服五七丸，或十丸或十五丸，量大小虚实，加减丸数。功能温中消积。戴思恭在《秘传证治要诀·卷之八·大小腑门·痢》中说："凡痢初发，不问赤白，里急后重，频欲登圊，及去而所下无多，既起而腹内复急，宜用藿香正气散加木香半钱，吞感应丸；或苏合香丸，吞感应丸。"说明痢疾初发，症见下痢或赤或白，里急后重，俱可吞服感应丸。

②喜用陈仓米

陈仓米具有养胃、渗湿、除烦之功效。常用于病后脾胃虚弱，症见烦渴、泄泻、反胃、噤口痢等。如《秘传证治要诀·卷之八·大小腑门·痢》曰："若赤痢发热者，败毒散加陈仓米一撮煎。"赤痢发热治以陈仓米，取其渗湿、除烦的功效。又曰："赤白杂者，宜胃苓饮加仓米一撮煎，吞驻车丸。"对于下痢赤白夹杂者，用陈仓米是取其养胃、渗湿的作用。

③用药内外兼施

戴思恭对于风痢的治疗，"多以生樟即骨碎补，俗呼为胡孙姜，三分之一，同研取汁，酒解服；外以杜仲、牛膝、杉木节、白芷、南星、萆薢煎汤熏洗"（《秘传证治要诀·卷之八·大小腑门·痢》）。说明戴思恭治疗风痢，用药乃内外兼施。至于久痢脱肛，内服则用米汤调服磁石末二钱，外用铁锈磨汤温洗。如《秘传证治要诀·卷之八·大小腑门·痢》曰："脱肛一证，最难为药，热则肛门闭，寒则肛门脱，内用磁石研末，每二钱，食前米饮调下，外用铁锈磨汤温洗。"

④据滞气程度选用厚朴、枳壳、陈皮

《金匮钩玄·卷第一·痢》曰："古方用厚朴为泻凝滞之气，然朴太温而散气，久服，大能虚人。滞气稍行，即去之。余滞未尽，以炒枳壳、陈皮。然枳壳亦能耗气，比之厚朴少缓，比陈皮亦重。滞退一半，当去之，只用陈皮以和诸药。陈皮去白，有补泻之兼才，若为参术之佐，亦能补也。"可见戴思恭临床上，常根据痢疾滞气程度，分别选用厚朴、枳壳、陈皮。因厚朴、炒枳壳久服皆能耗气，只是枳壳耗气比厚朴稍缓，比陈皮稍重。若痢疾滞气太重，则用厚朴；滞气稍行，余滞未尽，用炒枳壳；滞气退去一半，则只用陈皮。

（5）转归预后

戴思恭指出，下痢纯血，或如尘腐色，或如屋漏者，或如竹筒注者，或如鱼脑者，皆属难治。如《金匮钩玄·卷第一·痢》曰："下痢纯血者必死，下痢如尘腐色者死，下痢如屋漏者死，下痢如竹筒注者不可治，下痢如鱼脑者半生半死。"至于噤口痢，是由于胃弱而闭不能食所致，见此多成危候。痢疾如出现久下脓血，或如死猪肝色，或五色杂下，频出无禁，为脏腑俱虚，脾气欲绝，难治。

7. 三消

（1）概述

《秘传证治要诀·卷之八·大小腑门·三消》阐释三消之论治。戴思恭明确指出，三消分上消、中消、下消；上消消心、中消消脾、下消消肾。戴思恭首次提出"消脾"之病名，谓"消脾，缘脾经燥热，食物易化，皆为小便，转食转饥"，侧重强调脾在消渴发病中的作用。关于消渴之病因病机，认为"三消得之气之实，血之虚也"。往往是因饮食过多，及食啖辛热，或用心过度，或恣意色欲，或饵金石，致燥热伤阴所致。关于三消之治疗，戴思恭针对时世以为实热而用寒药治疗三消，在《金匮钩玄·附录·三消之疾燥热胜阴》中指出，应以"暖药补养元气，若下部肾水得实，而胜退上焦心火，则自然渴止，小便如常，而病愈"。进而又曰："补肾水阴寒之虚，而泻心火阳热之实，除肠胃燥热之甚，济一身津液之衰。使道路散而不结，津液生而不枯，气血利而不涩。"由此可见，戴思恭主张用滋润养阴之剂治疗三消。

（2）病因病机

世医多认为，消渴是下部肾水虚，不能制其上焦心火，导致上焦实热而多烦渴，下元虚冷而多小便所致。治疗上主张多服寒药，治疗结果出现元气转虚，肾水转衰，则上焦心火则更难治。戴思恭认为这是偏误，如《金匮钩玄·附录·三消之疾燥热胜阴》曰："有言心肺气厥而渴者，有肾热而渴者，有言胃与大肠结热而渴者，有言脾痹而渴者，有因小肠痹热而渴者，有因伤饱肥甘而食渴者，有因醉饱入房而渴者，有因远行劳倦遇天热而渴者，有因伤害胃干而渴者，有因胃热而渴者，有因痛风而渴者，虽五脏之部分不同，而病之所遇各异，其为燥热之疾一也。"可见心肺气厥、肾热、胃与大肠热结、脾痹、小肠痹热、胃热、过食肥甘及醉饱入房等，皆可出现口渴的表现，应为燥热所致。

戴思恭又曰："三消之热，本湿寒之阴气衰，燥热之阳气大甚，皆因乎饮食之饵失节，肠胃干涸，而气液不得宣平。或耗乱精神，过违其度；或因大病，阴气损而血液衰虚，阳气悍而燥热郁甚；或因久嗜咸物，恣食炙煿，饮食过度；亦有年少服金石丸散，积久实热结于下焦，虚热血气不能制，实热燥甚于肾，故渴而不饮。若饮水多而小便多者，名曰消渴。若饮食多而不甚渴，小便数而消瘦者，名曰消中。若渴而饮水不绝，腿消瘦，而小便有脂液者，名曰肾消。此三消者，其燥热同也。"（《金匮钩玄·附录·三消之疾燥热胜阴》）由此可见，戴思恭认为，三消的病因病机，是由于饮食失节，过食肥甘，或因久嗜咸物，恣食炙煿，饮食过度，导致肠胃热结而干涸；或七情失调，耗乱精神，五志化火伤阴；或色欲过度，年少过服金石丸散，耗伤肾精。由此可知，饮食失节、七情失调及色欲过度，皆可致"燥热"内生。

进而指出，消渴"小便多者，盖燥热太甚，而三焦肠胃之腠理怫郁结滞，致密壅塞，而水液不能渗泄浸润于外，以养乎百骸。故肠胃之外，燥热太甚，虽多饮水入于肠胃之内，终不能浸润于外，故渴不止而小便多。水液既不能渗泄浸润于外，则阴燥竭而无以自养，故久而多变为聋盲、疮疡、痤痱之类而危殆，其为燥热伤阴也明矣"（《金匮钩玄·附录·三消之疾燥热胜阴》）。明确提出，消渴的病机是燥热伤阴，日久可变生聋盲、疮疡、痤痱等疾病。

（3）辨证施治

对于三消的辨证施治，《秘传证治要诀·卷之八·大小腑门·三消》曰："上消消心，心火炎上，大渴而小便多；中消消脾，脾气热燥，饮食倍常，皆消为小便；下消消肾，肾衰不能摄水，故小便虽多而渴。然小便既多，津液必竭，久而未有不渴者，谓之全不渴，未有的论。诸消不宜用燥烈峻补之剂，惟当滋养。"说明三消虽有上消、中消、下消之分，治疗皆以滋养为主，反对滥用燥烈峻补之剂，并在该文中指出"同颖汤、梅花汤"可用于三消出现口渴者。

①上消

上消消心，多因为饮食过多及食啖辛热所致。症见大渴，饮水多，小便多。治疗当抑心火使之下降。宜用半夏泻心汤去干姜，加栝楼根（天花粉）、葛根，吞服猪肚丸，或吞服酒连丸；仍佐以黄连一味煎汤，多煎候冷，遇渴恣饮，久而自愈。或用糯米煮稀粥。消心，若因用心过度，致心火炎上。症见口渴，饮水多。宜选用黄芪饮加莲肉、远志各半钱，吞服玄菟丹，仍佐以大麦煎汤，间断服用灵砂丹。如《秘传证治要诀·卷之八·大小腑门·三消》曰："若因用心过度，致心火炎上，渴而消者，宜黄芪饮加莲肉、远志各半钱，吞玄菟丹，仍以大麦煎汤，间下灵砂丹。"

②中消

中消消脾，分消中、寒中、热中。多因为脾经燥热，食物易化。症见小便多，多食易饥。治宜用莲茗饮加生地黄、干葛根各半钱；或用六神饮加当归，去黄芪；或用乌金散；或用莲茗饮。如《秘传证治要诀·卷之八·大小腑门·三消》曰："消脾，缘脾经燥热，食物易化，皆为小便，转食转饥。然脾消又自有三，曰消中，曰寒中，曰热中。宜用莲茗饮加生地黄、干葛各半钱，或乌金散，或止用莲茗饮。"

③下消

消肾，又名强中、内消。消肾为病，是三消中为病最重者。多因为恣意色欲，或服金石药过多，致肾气虚衰，心火自炎，精水无所养，故常发虚阳。症见小便无度，口渴引饮，唇口干焦，不因性交而精出。治疗上不宜用凉心冷剂，宜坚肾水以济心火。当用六神饮，或黄芪饮加肉苁蓉、五味子各半钱，吞服八味丸。其他，如小菟丝子丸、玄菟丹、鹿茸丸、灵砂丹、加减安肾丸，皆可随证选用。若疗效不佳，则用黄芪饮加肉苁蓉、北五味子、山茱萸各四分，并吞服荠笼丸或苁蓉丸。三消日久，出现小便不臭，反有甜味，尿在溺桶中滚涌，浮在溺面如猪脂，溅在桶边如柏烛泪。此乃精不禁，真元衰竭所致，其病为重。宜用黄芪饮加肉苁蓉、五味子各半钱，吞服八味丸。若疗效不佳，则用黄芪饮加肉苁蓉、北五味子、山茱萸各四分，并吞服荠笼丸或苁蓉丸。如《秘传证治要诀·卷之八·大小腑门·三消》曰："消肾为病，比诸为重，古方谓之强中，又谓之内消。多因恣意色欲，或饵金石，肾气既衰，石气独在，精水无所养，故常发虚阳，不交精出，小便无度，唇口干焦，黄芪饮，吞玄菟丹，八味丸、鹿茸丸、加减肾气丸、小菟丝子丸、灵砂丹皆可选用。或未效，黄芪饮加苁蓉、北五味、山茱萸各四分，荠笼丸、苁蓉丸。"

（4）遣方用药

①活用黄芪饮

黄芪饮，即黄芪六一汤。组成：蜜炙黄芪六两，炙甘草一两，姜二片，枣一枚。水煎温服。功能：平补气血。主治气虚血弱证。症见肢体劳倦，胸中烦悸，时常焦渴，唇口干燥，面色萎黄，不能饮食，舌淡，脉弱；或先渴而发疮疖，或病痈疽而后渴者；或卫虚自汗等。

戴思恭认为，"三消得之气之实，血之虚也"。临床治疗上消、下消之证，皆用黄芪饮煎服取效。见"除消脾外，心肾二消，宜用黄芪饮，吞八味丸，或玄菟丹，或小菟丝子丸"（《秘传证治要诀·卷之八·大小腑门·三消》）。

②喜用栝楼根

栝楼根（天花粉），味苦寒，功能清热泻火，生津止渴，排脓消肿。主治消渴。戴思恭称"栝楼根，治消渴神药"（《金匮钩玄·卷第一·消渴泄泻》）。同时指出，三消"小便既多，大便必秘，宜常服四物汤润其大肠，加人参、木瓜、花粉"（《秘传证治要诀·卷之八·大小腑门·三消》）。

③善于药食并用

戴思恭治三消，善于将药物与饮食并用。如《秘传证治要诀·卷之八·大小腑门·三消》："三消小便既多，大便必秘，宜常服四物汤润其大肠，如加人参、木瓜、花粉在内。仍煮四皓粥食之，糯米、折二泔亦可冷进。"戴思恭治疗上消，用半夏泻心汤去干姜，加栝楼、葛根，同时又用糯米煮稀粥。

④善用单验方

戴思恭治上消，善用单验方。如用黄连一味，多煎候冷口服，以治疗上消。若见"消心之病……宜半夏泻心汤去干姜，加栝楼、干葛如其数，吞猪肚丸，或酒连丸，仍佐独味黄连汤，多煎候冷，遇渴恣饮，久而自愈"（《秘传证治要诀·卷之八·大小腑门·三消》）。又如，大麦煎汤可治"因用心过度，致心火炎上，渴而消者"（《秘传证治要诀·卷之八·大小腑门·三消》）。

（5）转归预后

关于三消的转归预后，戴思恭指出："三消久之，精血既亏，或目无见，或手足偏废，如风疾非风。然此证消肾得之为多。"（《秘传证治要诀·卷之八·大小腑门·三消》）可见久病三消，尤其是消肾，病久精血亏虚，会出现目无见，手足偏瘫的症状。久病消渴，津液亏耗，虚阳外发，内外俱虚，则易生毒，多难治。如戴思恭所言，"病消渴之人多生毒，此乃津液已耗，虚阳外发，内外俱虚，此为极病。凡消渴愈后生毒，毒愈后消渴，皆非可治之病也"（《秘传证治要诀·卷之十一·疮毒门·痈疽疖毒》）。由于燥热伤阴太甚，三消久病则多变为聋盲、疮疡、痤痱。如《金匮钩玄·附录·三消之疾燥热胜阴》曰："燥热太甚，而三焦肠胃之腠理怫郁结滞，致密壅塞，而水液不能渗泄浸润于外，以养乎百骸。故肠胃之外燥热太甚，虽多饮水入于肠胃之内，终不能浸润于外，故渴不止而小便多。水液既不能渗泄浸润于外，则阴燥竭而无以自养，故久而多变为聋盲、疮疡、痤痱之类而危殆。"

8. 水肿

（1）概述

《秘传证治要诀·卷之三·诸气门·肿》阐释了水肿之论治。戴思恭指出，肿病即水肿，又谓之水气，有阳水、阴水之分；肿病不一，有遍身肿、四肢肿、面肿、脚肿。水肿之原因，有感湿而肿；有患生疮，用干疮药太早，致遍身肿；有病后浮肿；有肾虚水肿；有风湿所致水肿。故其病因病机，多因外邪侵袭、脾肾亏虚所致体内水液停留。水肿之治疗，以通利小便为主。

（2）病因病机

戴思恭在《秘传证治要诀·卷之三·诸气门·肿》中指出，水肿，有感湿而肿，有生疮而遍身肿，有脾虚水肿，有肾虚水肿，有风湿所致水肿。其论述水肿之病因病机，认为"面与双脚浮肿，早起则面甚，晚则脚甚，面肿为风，脚肿为水。乃风湿所致"（《秘传证治要诀·卷之三·诸气门·肿》）。风邪外袭，内舍于肺，肺失宣降，水道不通，以致风水相搏，留溢肌肤，发为水肿。湿邪易于伤脾，使脾为湿困，失其健运，水湿不运，泛溢肌肤，发为水肿。疮毒内归脾肺，导致水液代谢受阻，溢于肌肤，也可导致水肿。或因脾虚不能制水，水渍妄行；肾虚气化失常，不能化气行水，水液内停，而形成水肿。如《秘传证治要诀·卷之三·诸气门·肿》曰："肿者，总名曰钟也，寒热气所钟聚也。"说明由于外邪侵袭，寒热气积聚体内，久则影响脾肾功能，气化功能障碍，水液内停而成水肿。

（3）辨证施治

戴思恭临床诊病，十分重视辨别阴阳。其临床辨治水肿，以阴阳其为纲；根据烦渴与否及有无小便涩，而将水肿分阴水、阳水。如《秘传证治要诀·卷之三·诸气门·肿》曰："肿病不一。遍身肿、四肢肿、面肿、脚肿，方谓之水气。然有阳水、有阴水。"《秘传证治要诀·卷之三·诸气门·肿》，将水肿分为若干证候类型。

①阳水

阳水，症见遍身肿，烦渴，小便赤涩，大便多闭。治疗以通为度。病情轻者，宜用四磨饮合莱菔饮加生枳壳。病情重者，则宜选用疏凿饮子或万灵饮。见"遍身肿，烦渴，小便赤涩，大便多闭，此属阳水。轻宜四磨饮，添磨生枳壳，兼进莱菔饮。重则疏凿饮子、万灵饮利之，以通为度"

（《秘传证治要诀·卷之三·诸气门·肿》）。若阳水，症见遍身肿，烦渴，小便赤涩，大便通利。治疗不可更利，当通小便。宜用五苓散加木通、大腹皮半钱，或用分心气饮。

②阴水

阴水，症见遍身肿，通身皮肤光肿如泡，不烦渴，大便自调；或溏泄，小便虽少而不涩赤者，宜用实脾饮。阴水，若症见遍身肿，不烦渴，大便自调；或溏泄，尿量正常，小便有赤时，有不赤时，至晚则微赤，无涩滞者，治疗上不可遽补，宜选用木香流气饮，继进复元丹。若大便不溏，伴腹胀满，宜用四磨饮，吞服黑锡丹。

③感湿水肿

感湿而肿者，症见其身肿，腰下至脚有沉重感，腿胀满尤甚于身，或气促，或大便溏。治宜通利小便，宜用五苓散，吞服木瓜丸，间断服用除湿汤加木瓜、腹皮各半钱及碾碎的炒萝卜子七分半。

④疮毒水肿

疮毒水肿，因患生疮，用干疮药太早，致遍身水肿，大便不通；治宜用升麻和气饮；若遍身水肿，大便正常，或自利，治疗应当导其气，且自小便导之，宜用五皮饮和五苓散合煎；若腹部水肿及脚肿，宜用除湿汤合五苓散，加木瓜、泽泻之类。

⑤病后浮肿

病后浮肿，此因病久脾虚所致；症见水肿，腹胀。宜用二分平胃散、一分五苓散和匀，汤调，或用平胃散合五苓散煎服。或用平胃散加木瓜、腹皮、人参各半钱及茯苓一钱煎服。或用六君子汤加木香半钱煎服。若病后浮肿较甚者，宜用木香流气饮煎服。

⑥四肢肿

四肢肿，又谓肢肿。症见四肢水肿，治宜用五皮饮加姜黄、木瓜各一钱煎服，或用四磨饮煎服。

⑦面独肿

面独肿，伴气喘，治宜用苏子降气汤加沉香煎服。见"面独肿，苏子降气汤，兼气急者尤宜。或煎熟去滓后，更磨沉香一呷"（《秘传证治要诀·卷之三·诸气门·肿》）。

⑧脚肿

脚肿，因久履湿而得，宜用五苓散；或用和气饮加木瓜、萝卜子各半钱及大黄一钱，煎服。

⑨面与双脚浮肿

面与双脚浮肿，是指一身之间，只有面与双脚浮肿。早起则面浮肿较剧，晚则脚肿较剧，而一身其余各处则不肿，此因风湿侵袭所致。或见大便溏，或小便不利。治宜用除湿汤加木香、大腹皮、白芷各半钱，或用苏子降气汤合除湿汤。

（4）遣方用药

①喜用五皮饮、升降汤

戴思恭治水肿，无论阳水、阴水，都先用五皮饮、升降汤煎服。如《秘传证治要诀·卷之三·诸气门·肿》曰："然有阳水、有阴水，并宜先用五皮饮、升降汤，或除湿汤加木瓜、腹皮各半钱。"

②善用单验方

戴思恭治水肿，善用单验方。如水肿除阴水、阳水及蛊胀外，宜赤小豆粥佐之。见"应阴水、阳水及蛊胀服药外，并宜赤小豆粥佐之"（《秘传证治要诀·卷之三·诸气门·肿》）。浑身水肿，"以青蛙一二个去皮，火炙食之，肿退。亦有单独腹胀，用亦效者"（《秘传证治要诀·卷之三·诸气门·肿》）。又如，《秘传证治要诀·卷之三·诸气门·肿》曰："治阳水浮肿，败荷叶烧存性，碾末，米饮调下。荷叶服之令人瘦劣，今假病，欲容体瘦以示人者，一味服荷叶灰，故可以退肿。"

（5）转归预后

戴思恭指出，水肿出现唇肿脐突者，难治。《秘传证治要诀·卷之三·诸气门·肿》曰："五心缺盆平，唇肿脐突者，不可治。"

9. 哮喘

（1）概述

《秘传证治要诀·卷之六·诸嗽门·哮喘》阐释哮喘之论治。戴思恭认为，哮喘包括哮病和喘病，称哮喘为嗽而气喘。其曰："喘气之病，哮吼如水鸡之声，牵引胸背，气不得息，坐卧不安，此谓嗽而气喘，或素有此根，如遇寒暄则发。"戴思恭首次提出哮喘有宿根。如《金匮钩玄·卷第一·哮》："哮专注于痰。"由此可知，哮喘之病因病机是宿痰内伏，复因外邪侵袭，导致痰阻气道，肺气上逆所致。其治疗原则，未发以扶正气为要，已发以攻邪为主。至于哮病的具体治法，戴思恭又指出："治哮必用薄滋味，不可纯用凉药，必带表散。"（《金匮钩玄·卷第一·哮》）

（2）病因病机

外感风寒之邪，未能及时表散；邪蕴于肺，壅阻肺气；气不布津，聚液生痰。或素体虚弱，致肺气耗损，气不化津，痰饮内生。素体虚弱者，多以肾为主。本病病位在肺，与肾关系密切。肺主气，主肃降，主通调水道。肺失肃降，不能布散津液，津液凝聚，痰浊内蕴。此外，肾不能蒸化水液，以致津液凝聚成痰，伏藏于肺，成为发病的"宿根"。此后，如遇气候突变、劳累等诱因均可引起发作。种种诱因，以气候变化为主。故戴思恭指出，"哮专注于痰"（《金匮钩玄·卷第一·哮》），哮喘"宿有此根，如遇寒暄则发"（《秘传证治要诀·卷之六·诸嗽门·哮喘》）。总之，痰为哮病宿根，"伏痰"遇感引触；痰随气升，气因痰阻；相互搏结，壅塞气道，肺气不利，肺失宣降；引动停积之痰，而致痰鸣如吼，气息喘促。

（3）辨证施治

《秘传证治要诀·卷之六·诸嗽门·哮喘》中，将哮喘分为以下证候类型。

①风寒喘嗽

风寒喘嗽，是因外感风寒之邪，引动"伏痰"所致。症见喉中哮吼如水鸡之声，牵引胸背，咳嗽，坐卧不安，因天冷或受寒易发。治宜发散风寒，化痰平喘。宜用九宝汤。

②暴感喘嗽

暴感喘嗽，当辨其虚实标本。此乃肾虚所致，徒祛邪去标，必然不效。暴感喘嗽，症见哮吼如水鸡之声，牵引胸背，气不得息，坐卧不安，伴咳嗽。当予鹿茸丸合大菟丝子丸加桑白皮煎服，并吞服养正丹，间断服用青金丹。如《秘传证治要诀·卷纸六·诸嗽门·嗽证》曰："有暴嗽，服药不效者，或教之进生料鹿茸丸、大菟丝子丸方愈，此乃肾虚所致。有本有标，却不可以暴嗽而疑遽补之非。然所以易愈者，亦觉之早故也。"可见暴嗽为肾虚所致，治宜补肾，予鹿茸丸、大菟丝子丸。哮喘"宿有此根，如遇寒暄则发，一时暴感，并于前嗽药中加桑白皮，则续加仍吞养正丹，间进青金丹"（《秘传证治要诀·卷之六·诸嗽门·哮喘》）。总之，治暴感喘嗽，当于暴嗽药中加桑白皮，吞服养正丹。

③干喘不嗽

干喘不嗽，由痰浊壅肺，肾阳不足所致。症见喘咳痰多，肢体倦怠，喘逆短气。治宜用苏子降气汤或神秘汤煎服，吞服养正丹。喘逆短气较剧者，宜用四磨饮或六磨饮吞服灵砂丹，或应梦观音散吞服养正丹。见"干喘不嗽，不分久远近发，宜苏子降气汤或神秘汤，吞养正丹。重则四磨饮或六磨饮吞灵砂丹，或应梦观音散吞养正丹尤宜"（《秘传证治要诀·卷之六·诸嗽门·哮喘》）。喘而服上药不效者，伴大便秘结。治宜通利导滞，宜用神保丸。

④外邪迫肺气急

因外邪犯肺而气急者，病初得，症见喘促，伴恶寒发热。若用耗气除邪之药，则元气愈脱，喘促气急加重。治宜用鹿茸橘皮煎丸，加北五味子、杏仁、苏叶、款冬花之属。如《秘传证治要诀·卷之六·诸嗽门·哮喘》曰："有外邪迫肺而气急者，病初得，气不急，必兼外证，此谓之喘。若用耗气除邪之药，则元气愈脱，而气愈上奔矣，宜于虚损门气急痰证求之。"

⑤膈间气急

膈间气急，症见气急，膈间刺痛，宜用分气饮。

（4）遣方用药

①喜用五味子

五味子有南五味子、北五味子之分。北五味子偏补而敛肺止咳，南五味子祛风邪而止咳。戴思恭治疗哮喘，常南、北五味子兼用。如《秘传证治要诀·卷之六·诸嗽门·哮喘》曰："治嗽与喘，用五味为多，但五味有南有北，生津止渴，润肺益肾，治劳嗽者，宜用北五味；若风邪在肺，宜用南五味。不若二者兼用。"

②善用单验方

戴思恭治疗哮喘，善用单验方。在《金匮钩玄·卷第一·哮》中，治哮方"用鸡子略敲，壳损膜不损，浸于尿缸内，三四日夜取出，煮熟食之，效。盖鸡子能去风痰"。又如，在辨证论治基础上，若"诸喘不止者，用劫药一二帖则止之。劫药之后，因痰治痰，因火治火"。同时，告诫医者，"大概喘急之病，甚不可用苦寒凉药"，以免寒凉太过，徒伤阳气，反助痰浊阴邪。宜"取椒目碾极细末，用一二钱，以生姜汤调下止之"（《金匮钩玄·卷第一·喘》）。诚为经验之谈。现代有人用椒目榨油截喘，收效甚捷，盖源出于斯。再如治喘，"用萝卜子蒸熟为君，皂角烧灰，等分为末，以生姜汁炼蜜为丸，小桐子大，每服五七十丸，嚼化下之效"（《金匮钩玄·卷第一·喘》）。

10. 盗汗自汗

（1）概述

《秘传证治要诀·卷之九·虚损门·盗汗自汗》阐释盗汗自汗证治。戴思恭明确指出："眠熟而汗出者，曰盗汗，又名寝汗。不分坐卧而汗者，曰自汗。"可见盗汗是睡则汗出，醒后则止。自汗不分坐卧而汗出，醒时汗出。其病因病机，气虚、湿热、阳虚、血虚、痰，以及气不顺等皆可致自汗；血虚、阴虚可致盗汗。盗汗、自汗之治疗，应分虚实阴阳而治。

（2）病因病机

《秘传证治要诀·卷之九·虚损门·盗汗自汗》曰："无病而常自汗出，与病后多汗，皆属表虚，卫气不固，荣血漏泄。"素体虚弱，病后体弱，耗伤肺气；因肺主一身之气，与皮毛相表里，肺气不足则肌表疏松；表虚不固，腠理开泄，而致自汗。气不顺，荣卫失调，也可致自汗。戴思恭指出："思虑多则汗亦多。"（《秘传证治要诀·卷之九·虚损门·盗汗自汗》）。思虑太过，损伤心脾，可致心血不足；阴血不足，虚阳偏亢，逼迫心液外泄，而致盗汗或自汗。戴思恭还指出："汗乃心之液，心无所养，不能摄血，故溢而为汗。"可见各种原因导致心无所养，也可致盗汗自汗。盗汗自汗之治疗，当于辨证施治的同时，佐以收敛固涩止汗之品。

（3）辨证施治

①卫气不固证

卫气不固证，皆属表虚，多由卫气不固，荣血漏泄所致。症见患者常自汗出，且别无他病，或病后多汗，身温如常而汗出冷者，或身体冷而汗亦冷。宜先用黄芪建中汤合黄芪六一汤，加浮小麦少许，煎服；或用玉屏风散冲服。若病后多汗，可服正元饮等补剂，若服正元饮等补剂疗效不佳，宜用八珍散。

②痰致自汗证

痰致自汗证，症见腰重头昏，食后多胀，肢体困倦，冷汗自出。治当调气化痰，宜用七气汤。

③气不顺致自汗证

气不顺致自汗证，多因气不顺而自汗不止。症见汗出异常，乏力，胸闷腹胀。治须理气，调和荣卫。宜用小建中汤加木香。

④心血亏虚证

心血亏虚证，多因思虑过多，暗耗心血，又汗为心之液，心无所养，不能摄血，故溢而为汗。服止汗固表药多无效，药愈热而汗愈多。治宜调理心血。宜用大黄芪汤加炒酸枣仁半钱。伴有微热者，更加炒石斛半钱，兼吞服灵砂丹。如《秘传证治要诀·卷之九·虚损门·盗汗自汗》曰："若服诸药，欲止汗固表，而并无效验，药愈热而汗愈不收，可只理心血。盖汗乃心之液，心无所养，不能摄血，故溢而为汗。宜用大黄芪汤加炒酸枣仁半钱。有微热者，更加炒石斛半钱，兼下灵砂丹。"若唯独心孔一片有汗，余处无汗，此为心汗，病位在心。多因思虑过多，耗伤心血所致。当补养心血。宜用艾汤调茯苓末服之。

⑤阳虚自汗证

阳虚自汗证，症见自汗，伴畏寒，乏力。宜用小建中汤加不去皮的熟附子一钱；或用正元饮，仍以温粉扑之。若大汗不止，宜用正元饮加煅牡蛎粉一分，并吞服朱砂丹，或吞服茸朱丹。若无他病，因阳虚导致经年累月常自汗出，或久病及大病新愈而自汗出者，多用黑锡丹吞服。

⑥邪热汗出证

邪热汗出证，因邪热导致汗出。症见自汗出，心烦，口不渴。宜用小柴胡汤加桂枝半钱最良。

⑦阴虚火旺证

阴虚火旺证，症见盗汗。戴思恭在《金匮钩玄·卷第一·盗汗》中指出："盗汗者，睡则汗自出，觉则无矣。"戴思恭对盗汗的治疗继承了李东垣的治法方药。治疗以滋阴泻火，固表止汗为主。方选当归六黄汤。如《金匮钩玄·卷第一·盗汗》曰："盗汗，东垣有法有方，当归六黄汤。"

（4）遣方用药

①喜用煅牡蛎

煅牡蛎具有收敛固涩止汗的功效。戴思恭治疗盗汗自汗，喜用煅牡蛎收敛固涩止汗。如"服药汗仍出者，小建中汤加熟附子一钱，不去皮。或正元饮，仍以温粉扑之。大汗不止，宜于诸药入煅牡蛎粉一分"（《秘传证治要诀·卷之九·虚损门·盗汗自汗》）。

②善用单验方

戴思恭善用单验方治疗盗汗自汗，在《秘传证治要诀·卷之九·虚损门·盗汗自汗》中有如下记载：治疗盗汗，善用"青桑第二叶，焙干研末，空心米饮汤调下"。治疗阴汗，"惟密陀僧和蛇床子研末，扑之立止"。治疗心虚多汗不睡，用"猪心一个，破开带血，用人参二两、当归二两，装入心中煮熟，去二味药，止吃猪心，不满三四日，其病即愈"。

③用药内外兼施

戴思恭对于自汗的治疗，用药内外兼施。如对于阳虚自汗的治疗，用"小建中汤加熟附子一钱，不去皮。或正元饮，仍以温粉扑之"（《秘传证治要诀·卷之九·虚损门·盗汗自汗》）。又如，戴思恭对于自汗的治疗，除辨证施治内服药外，还喜用扑法以止汗，见"牡蛎、麸皮、藁本、糯米、防风、白芷、麻黄根为末，周身扑之"（《金匮钩玄·卷第一·自汗》）。

（5）转归预后

对于汗出异常的转归预后，戴思恭明确指出："汗出如胶之黏，如珠之凝，及淋漓如雨，揩拭不逮者，难治。"(《秘传证治要诀·卷之九·虚损门·盗汗自汗》)说明大汗不止，或冷汗淋漓，皆属难治。

11. 淋证

（1）概述

《秘传证治要诀·卷之八·大小腑门·淋闭》阐释了淋证之论治。戴思恭云："小便滴沥涩痛者，谓之淋。"《推求师意·卷之上·淋》又云："小腹弦急，痛引于脐。"说明淋证是指小便滴沥涩痛，小便频数，欲去未尽，小腹弦急，痛引于脐为主要临床表现的一类病证。其病因病机，戴思恭继承朱丹溪之说，认为多由于饮食不节，喜怒不时，或服金石之药，房劳过度，脏腑失和，致肾虚膀胱有热，久则下元虚冷，膀胱气化无权。如《推求师意·卷之上·淋》曰："若饮食不节，喜怒不时，虚实不调，则脏不和，致肾虚膀胱有热，肾虚则小便数，膀胱热则水涩而数，涩则淋沥不宣，故曰淋。"淋证之治疗，必治其本，应根据淋证的不同证候分别加以施治。证分虚实，实证治予清热利湿通淋，虚证宜补肾。

（2）病因病机

关于淋证的病因病机，戴思恭继承朱丹溪之说。如《推求师意·卷之上·淋》曰："淋必由热甚生湿，湿生则水液混浊，凝结为淋。又有服金石入房太甚，败精流于胞中，及饮食痰积渗入者，皆能成淋。"说明淋证由湿热下注膀胱所致。饮食不节，如饮酒过度，或偏嗜肥甘辛辣之品，脾失健运，酿湿生热，湿热下注。情志郁怒，郁怒伤肝，肝失疏泄，气滞膀胱或气郁化火，气火互结，膀胱不利为淋。服金石之药，房劳过度，肾气虚衰，或淋久不愈，反复发作，耗伤正气，脾肾两虚，而致膀胱气化不利。一般而言，湿热病邪，多在膀胱，气化不利则小便频急涩痛；虚者在肾，下元虚冷，肾虚气化失职则小便频数。临床上乃有六淋之异，淋证分石、膏、血、劳、气、冷淋。至于六淋的具体病因病机，戴思恭在《推求师意·卷之上·淋》指出："石淋，如沙石；膏淋，肥腻若脂膏，又名肉淋；血淋，心主血，气通小肠，热甚则抟于血脉，血得热则流行于胞中与溲谋下；劳淋，劳倦则发；气淋，胞内气胀，小腹坚满，出少喜数，尿有余沥；冷淋，冷气客于下焦，邪正交争，满于胞内，水道不宣，先寒颤，然后便溺成淋。"热熬尿液，日积月累，聚砂成石则为石淋；湿热阻肾，致清浊相混，尿白混浊则为膏淋；湿热内盛，热伤血络，血随尿出则为血淋；小便淋沥，劳倦则发则为劳淋；气滞郁于膀胱，小腹胀满，尿有余沥为气淋；冷气客于下焦膀胱，水道不宣，先寒颤，小便淋沥则为冷淋。

（3）辨证施治

淋证的主要临床表现，症见小便滴沥涩痛，小腹弦急，痛引于脐。在《秘传证治要诀·卷之八·大小腑门·淋闭》中，将淋证分为以下证候类型。

①气淋

气淋，症见小便涩滞而痛，小腹胀满疼痛，淋沥不宣，或尿后余沥不尽。治宜用木香流气饮，或别用通气香剂。

②膏淋

膏淋，多因精尿俱出，精塞窍道所致。症见小便欲出不能而痛，小便色如米泔；或小便中有如鼻涕之状，肥腻若脂膏。宜用大菟丝子丸吞服，或鹿茸丸吞服。

③血淋

血淋，须根据血的颜色分冷热。颜色鲜红者，心与小肠实热；色瘀者，肾与膀胱虚冷。症见小便热涩刺痛，尿色鲜红，宜用五苓散合五淋饮煎服，或用五苓散合导赤散煎服。若小便赤涩刺痛，尿色暗红色瘀，宜用汉椒根，锉碎水煎冷服。

④五淋

五淋，戴思恭称为五淋病，症见小便淋沥涩痛，尿急，小便涩痛，茎中痛不可忍。宜用五苓散加阿胶七分；或五苓散加车前子末少许；或五苓散合益元散等分冲服。如《秘传证治要诀·卷之八·大小腑门·淋闭》曰："小便涩痛，常急欲溺，及去点滴，茎中痛不可忍者，此五淋病，生料五苓散加阿胶七分；或五苓散加车前子末少许；或五苓散和益元散等分。"

⑤热淋

热淋，多因热极成淋。症见小便频数灼热刺痛。宜用五苓散减去桂枝，加木通、滑石、灯心、瞿麦各少许，仍令其研麦门冬草、连根车前草、白龙草，蜜水调服。

⑥冷淋

冷淋，多由于下元虚冷所致，症见寒颤，小便淋沥涩痛，进冷剂愈甚。宜用地髓汤煎服，并吞服附子八味丸，或地髓汤煎服，吞服生料鹿茸丸。

⑦暑月汗多小便赤涩

暑月汗多而小便赤涩，多由于上停为饮，外发于汗，津道不通，小肠涩闭，则水不运下。症见盛暑所饮已多，小便反涩少而赤，宜用五苓散。因五苓散内有白术、桂枝收汗，猪苓、泽泻、茯苓分利水道。

⑧虚劳汗多小便赤涩

虚劳汗多，而小便赤涩者，是因为五脏亏虚，不能生津所致。症见溺涩而赤。治疗上，不宜过用通利小便之剂，以免竭其肾水；唯当温养润肺。因汗为心之液，心主血，养血则心得所养，汗止津生，不待通溺而尿自清。宜选用十全大补汤、人参养荣汤。

（4）遣方用药

①喜用牛膝、地锦草

牛膝苦、甘、酸、平；归肝、肾经；逐瘀通经，补肝肾，强筋骨，利尿通淋，引血下行。戴思恭治疗热淋、血淋，秉承其师朱丹溪的用药经验，喜用牛膝。如"淋者，小便淋沥，欲去不去，不去又来，皆属于热也。解热利小便，山栀子之类，用苦杖、甘草煎服，诸药中皆加牛膝……亦有死血作淋者，以牛膝作膏"（《金匮钩玄·卷第二·淋》）。

地锦草性味辛平，具有清热解毒、凉血止血、利湿退黄之功效。戴思恭治疗血淋，喜用地锦草水煎服。如"淋涩有血者，宜加五苓散。或生料五苓散和五淋饮，或导赤散，仍研地锦草，水解服"（《秘传证治要诀·卷之八·大小腑门·淋闭》）。

②活用五苓散

五苓散具有利水渗湿、温阳化气之功效。戴思恭治疗热淋、血淋及五淋病，皆以五苓散为基本方加减取效；暑月汗多而小便赤涩，也用五苓散。

③善用单验方

冷淋，用汉椒根，锉碎水煎冷服。《秘传证治要诀·卷之八·大小腑门·淋闭》曰："若的是冷淋，及下元虚冷，血色瘀者，并宜汉椒根，锉碎，不拘多少，白水煎，候冷进。"

④创立"佐方"

五淋病，症见小便涩痛，常急欲溺，及去点滴，茎中痛不可忍为主要表现者，皆可在所用方中佐以导赤散，而非佐药。如《秘传证治要诀·卷之八·大小腑门·淋闭》曰："小便涩痛，常急欲溺，及去点滴，茎中痛不可忍者，此五淋病，生料五苓散加阿胶七分；或五苓散加车前子末少许；或五苓散和益元散等分；或五苓散，并可吞火府丹，佐以导赤散。"

12. 遗精

（1）概述

《秘传证治要诀·卷之八·大小腑门·遗精》阐释遗精之论治。戴思恭指出，遗精是用心过度，或思色欲不遂，或色欲太过，精失封藏所致。遗精之治疗，主要是针对病因进行治疗。

（2）病因病机

遗精的主要原因，一是由于用心过度，心不摄肾，心肾不交，以致失精；二是因思色欲不遂，精失其位，输泻而出者；三是色欲太过，致滑泄不禁者；四是年壮气盛，久无色欲，精气满泄者，此处遗精是生理性的。其中，用心过度、思色欲不遂及色欲太过导致肾失封藏、精关不固而出现的遗精，则是病理性遗精。

（3）辨证施治

遗精的临床症状表现不一，有小便后精多不可禁，或不小便而精自出，或茎中精出而痒痛，常如欲小便。戴思恭在《秘传证治要诀·卷之八·大小腑门·遗精》中，主要根据病因将遗精分为以下类型，论述其证治。

①用心过度致遗精

若是因用心过度导致遗精，治宜用交感汤加莲子肉、五味子水煎服，吞服远志丸，并佐以灵砂丹吞服。

②思色欲不遂致遗精

凡因思色欲不遂导致遗精者，宜用四七汤煎服，并吞服白丸子。白淫是因思色欲不遂所致；重者，耳闻目见，其精即出；治宜用妙香散冲服，吞服玉华白丹。

③色欲过度致遗精

凡因色欲过度，致下元虚惫，泄滑无禁，治宜用正元饮加牡蛎粉、肉苁蓉各半钱，吞服养气丹，或吞服灵砂丹。临床上，根据辨证的结果，仍佐以吞服鹿茸丸、山药丸、大菟丝子丸、固阳丸之类丸药中的一种药丸。

④经络热致遗精

经络热导致失精梦泄，症见心神恍惚，膈热心烦，赤浊。若以为是虚冷之证误用热剂则精愈失。治宜清心止遗，可选用《本事方》清心丸。

⑤夜梦鬼交之梦遗

夜梦鬼交之梦遗，宜用温胆汤去竹茹，加人参、远志、莲肉、酸枣仁、炒茯神各半钱水煎服；并吞服玉华白丹，或吞服固阳丸。

（4）遣方用药

①善用辰砂妙香散

遗精的临床症状表现不一，有小便后精多不可禁，或不小便而精自出，或茎中精出而痒痛，常如欲小便。戴思恭善用辰砂妙香散治疗。《秘传证治要诀·卷之八·大小腑门·遗精》曰：遗精"其状不一，或小便后去多不可禁者，或不小便而自出，或茎中出而痒痛，常如欲小便者，并宜先用辰砂妙香散，吞玉华白丹，佐以威喜丸；或分清饮，别以绵裹龙骨同煎；或分清饮半帖，加五倍、牡蛎粉、白茯苓、五味子各半钱。"

②创立"佐方"

戴思恭治疗遗精，皆佐以威喜丸，而非佐药。如《秘传证治要诀·卷之八·大小腑门·遗精》曰：遗精"其状不一，或小便后去多不可禁者，或不小便而自出，或茎中出而痒痛，常如欲小便者，并宜先用辰砂妙香散，吞玉华白丹，佐以威喜丸。"

13. 便秘

（1）概述

《秘传证治要诀·卷之八·大小腑门·大便秘》阐释大便秘之论治。戴思恭将大便秘分为风秘、冷秘、气秘、热秘及津亏便秘。因于风者为风秘，因于寒者为冷秘，因于热者为热秘，因于气滞者为气秘，因于燥者为脾约。风、寒、热之邪及气滞、津亏、血虚，皆能导致大便秘结。临证当先辨虚实。大便秘的治疗，并非单纯通下尽能解除，应当根据辨证确定相应治则治法。实证以祛除邪气，顺气通便为主；虚证应补其不足，使正气复而糟粕自下。其后，论述大便秘常用选方用药及用药特点。

（2）病因病机

关于大便秘的病因病机，戴思恭认为，"风秘、冷秘、气秘、热秘，又有老人津液干燥，是名虚证。妇人分产亡血，及发汗利小便，病后血气未复，皆能作秘"。风搏肺脏，传于大肠，或素有风病，阻于肠道；冷气侵袭肠胃，凝阴固结，津液不通，肠道秘塞；气机郁滞，升降失常，传导失职；大肠热结，失于濡润；老人津亏，肠道失润；宿食留滞，结而不通；妇人分产亡血，及发汗利小便，病后血气未复，气血亏虚，气虚推动无力，血亏濡润无源。若六淫袭扰，脏腑功能失调，气血津液紊乱，导致大肠传导功能失职，或传导无力，或燥热内结，或气滞不通，或津亏失润，则糟粕不出，大便秘结。

（3）辨证施治

①风秘

风秘，多由风邪犯肺，传于大肠，致大肠传化失职；或其人素有风病，亦致大肠传化失职，进而导致大便秘结。治必疏风，佐以润燥。治宜用小续命汤去附子，倍芍药，入竹沥两蚬壳许。实者，吞服脾约麻仁丸；虚者，吞服养正丹。

②冷秘

冷秘，多由寒冷之气侵犯肠胃，寒性凝滞，阻滞气机，津液不通，肠道秘塞所致。症见大便秘结，腹胀痛，喜热恶寒。治宜用藿香正气散加官桂、枳壳各半钱煎服，并吞服半硫丸。

③气秘

气秘，多由于情志失调，气机郁滞，升降失常，传导失职，谷气不行所致。症见大便秘结，腹胀满疼痛，伴噫气；用通剂，而便愈不通；强饮通之，虽通复闭；或迫之使通，因而下血者。此唯当顺气，气顺则大便自通。顺气之法，又当求温暖之剂。宜用苏子降气汤加枳壳煎服，并吞服养正丹，或吞服半硫丸，或吞服来复丹。如效果不佳，则用苏子降气汤加生枳壳煎服，并吞服养正丹，佐以木香槟榔丸。

④热秘

热秘，此由大肠热结，失于濡润所致。症见大便秘结，面赤身热，脘腹胀闷，饮冷则舒或口舌生疮。治宜用四顺清凉饮煎服，吞服顺肠丸；或吞服木香槟榔丸。

⑤津亏便秘

津亏便秘，多由年老津亏，及出汗、利小便过，导致津液亏损，津亏失润，则糟粕不出。症见大便干燥秘结，口渴。治宜用苏子降气汤，倍加当归，吞服威灵仙丸，或吞服肉黄饮，或吞服苁蓉顺肠丸。其中，以吞服苁蓉顺肠丸为佳。

⑥血虚便秘

产后出血，血亏濡润无源，大便不润而秘结。治宜用橘杏丸或麻仁丸。

⑦宿食留滞便秘

宿食留滞，气机阻滞不通，秘结不通。症见大便秘结，腹胀气急，胸中痞满。治宜用感应丸加巴豆。

（4）遣方用药

①喜用麻仁丸

戴思恭认为，风秘实证、妇人分产亡血，及发汗利小便，病后血气未复，气血亏虚，气虚推动无力，血亏濡润无源，皆能导致糟粕不出，大便秘结，皆可吞服麻仁丸。如《秘传证治要诀·卷之八·大小腑门·大便秘》曰："妇人分产亡血，及发汗利小便，病后血气未复，皆能作秘，俱宜麻仁丸。"

②善用硫黄

硫黄味酸，性温，归肾、大肠经，外用解毒杀虫疗疮；内服补火助阳通便。戴思恭治疗冷秘，善用硫黄。如《秘传证治要诀·卷之八·大小腑门·大便秘》："热药多秘，惟硫黄暖而通；冷药多泄，惟黄连肥肠而止泄。"

③善用单验方

戴思恭在《秘传证治要诀·卷之八·大小腑门·大便秘》中，善于运用单验方治疗大便秘结。如大便秘结，凡诸秘服药不通，或兼他证不受药者，用蜜皂角兑；冷秘，生姜兑亦佳。

④创立佐方

《秘传证治要诀·卷之八·大小腑门·大便秘》曰："气秘，则气不升降，谷气不行，其人多噫，宜苏子降气汤加枳壳，吞养正丹，或半硫丸、来复丹。未效，佐以木香槟榔丸，欲其速通，则枳壳生用。"此言见气秘之证，宜先用降气汤加枳壳煎服，并吞服养正丹，若效不佳，再佐以木香槟榔丸，而非佐药。

14. 眩晕

（1）概述

《秘传证治要诀·卷之九·虚损门·眩晕》阐释眩晕之论治。戴思恭指出，眩晕，有不时眩晕者，有早起眩晕，须臾自定者；甚者抬头则屋转，眼常黑花，观见常如有物飞动，或见物为两。分析其病因病机，有伤湿头晕，因虚致晕，痰浊致眩等。眩晕之治疗原则，是补虚泻实。虚者补肾，实者化痰祛湿。

（2）病因病机

关于眩晕的病因病机，《秘传证治要诀·卷之九·虚损门·眩晕》曰："今独举不兼他病见眩晕者，是皆虚损也。"说明虚损可以导致眩晕。又曰："因虚致晕……盖头面乃诸阳之会，阳气不足故耳。"指出眩晕是由于阳气不足所致。肾阳亏虚，脑失阳气温煦，气虚则清阳不展，气血不能上荣于

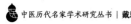

脑，皆能导致眩晕。湿邪侵犯，上蒙脑窍，亦可致头晕。此外，戴思恭继承了朱丹溪"无痰不作眩"的学术思想。其在《金匮钩玄·卷第一·头眩》中指出："头眩，痰挟气虚、火，治痰为主，挟补气药及降火药。属痰，无痰不作眩；属火，痰因火动。又有湿痰者，有火多者。"痰湿中阻，浊阴不降，上蒙清阳，可致眩晕发作；痰因火动，痰火上扰清窍，亦可致眩晕发作。

（3）辨证施治

对于眩晕的辨证，戴思恭继承朱丹溪辨治眩晕的经验，并常根据脉象进行推测。如《金匮钩玄·卷第一·头眩》曰："左手脉数，热多。脉涩，有死血。右手脉实，痰积。脉大，必是久病。"戴思恭在《秘传证治要诀·卷之九·虚损门·眩晕》中，将眩晕分为伤湿头晕、阳虚致晕。在《金匮钩玄·卷第一·头晕》中，又论及痰火头晕。戴思恭将眩晕分为以下几种类型。

①伤湿头晕

伤湿头晕，症见头晕头沉，纳呆胸闷。治宜用除湿汤（肾着汤加川芎）。

②阳虚致晕

头面乃诸阳之会，阳气不足，症见眩晕，醒时面常欲近火，用暖手按之则舒；甚者抬头则屋转，眼常黑花；观见常如有物飞动，或见物为两。治宜用小三五七散冲服；或用芎附汤合正元饮，加鹿茸一钱，并吞服灵砂丹；或用正元饮加炒川椒一十五粒煎服，吞服茸朱丸。

③痰火头晕

痰火头晕，因火动其痰。症见眩晕，心烦。治宜用二陈汤加黄芩、苍术、羌活、防风散风行湿。

④血虚头晕

血虚头晕，多因素体虚弱，或病后血虚所致。症见头目昏晕，面色萎黄，疲乏无力。治宜补益气血。宜用芎归汤加羊肉少许，或十全大补汤、四物汤、人参养荣汤。

（4）遣方用药

①喜用正元饮

正元饮，由红豆（炒）二钱、人参（去芦）二两、附子（炮，去皮尖）一两、茯苓二两、炙甘草二两、肉桂五钱、川芎一两、山药（姜汁炒）一两、乌药一两、干葛一两、白术二两、炮干姜三钱、炙黄芪一两半组成。主治下元虚败，痰气上涌，头目眩晕。戴思恭治疗虚损眩晕，喜用正元饮。如《秘传证治要诀·卷之九·虚损门·眩晕》曰："今独举不兼他病见眩晕者，是皆虚损也。然有不时眩晕者，有早起眩晕，须臾自定，日以为常者，正元饮下黑锡丹。"

②善用单验方

戴思恭治疗肾阳亏损所致眩晕，用鹿茸半两，用无灰酒三盏，煎至一盏，去滓，入麝香少许冲服。如《秘传证治要诀·卷之九·虚损门·眩晕》曰："独用鹿茸一味，每服半两，用无灰酒三盏，煎至一盏，去滓，入麝香少许冲服。缘鹿茸生于头，头晕而治以鹿茸，盖以类相从也。"

15. 疸病

（1）概述

戴思恭在《秘传证治要诀·卷之十·拾遗门·疸》中，将疸病分为黄疸、酒疸、谷疸、女劳疸及黄汗等五疸。疸病是以周身皮肤及面目悉黄为特征的病证。如"五疸者，周身皮肤并眼如栀子水染"（《金匮钩玄·卷第一·五疸》）。《秘传证治要诀·卷之十·拾遗门·疸》阐释疸病之论治，其病因病机是湿热之邪侵犯中焦，脾脏受伤，病见黄色。因黄色为是脾土之色。五疸之治疗，戴思恭指出：但以"利小便为先，小便利白则黄自退"（《金匮钩玄·卷第一·五疸》）。

（2）病因病机

关于疸病的病因病机，戴思恭指出，是湿热之邪侵犯中焦脾胃，致脾胃受伤所致。如"五疸，不用分五，同是湿热，如盦曲相似"（《金匮钩玄·卷第一·五疸》）。又如，"黄病曰疸，大略有五，黄，脾土色也，脾脏受伤，故病见于外"（《秘传证治要诀·卷之十·拾遗门·疸》）。戴思恭在《秘传证治要诀·卷之十·拾遗门·疸》中，对五疸各自的病因病机做了具体论述。其中，黄疸是因为酒食过度，脏腑极热，复为风湿所搏，结滞不散，湿热郁蒸，脾脏受伤所致；酒疸因饮酒过度，酒毒熏肺，子病及母，伤脾致疸；肺主身之皮肤，肺为酒毒熏蒸，故外发于皮肤而黄；谷疸因失饥伤饱，胃气熏蒸；女劳疸因色欲过度，性生活后为水湿所搏而致；黄汗因脾胃有热，汗出入水澡浴所致。总之，饮食不节，饮酒过度，或外感湿热之邪，均可导致脾受损而致疸病。

（3）辨证施治

戴思恭在《秘传证治要诀·卷之十·拾遗门·疸》中，将疸病分为以下类型。

①黄疸

黄疸，多由于酒食过度，脏腑热极；又为风湿所搏，结滞不散，湿热郁蒸所致。症见通身面目悉黄，黄色如栀子水染，或伴寒热。治宜用五苓散加茵陈，或用胃苓饮（即五苓散、平胃散各半剂）。

②酒疸

酒疸，俗名为酒黄，多因饮酒过伤所致。治宜先用干葛根煎汤，调服五苓散；或栀子仁煎汤，调服五苓散；或生料五苓散加干葛根一钱冲服。若饮酒即睡，酒毒熏肺，子病及母，伤脾而黄；肺为酒毒熏蒸，故外发于皮肤而黄。症见周身皮肤及面目悉黄。法当脾肺并治，宜用藿枇饮。若伴腹胀，面足俱肿，或肿及于身，宜用藿香脾饮加木香三钱，或加木香、麦芽各半钱。

③谷疸

谷疸多因饥饱失常，胃气熏蒸所致。症见周身皮肤及面目悉黄，食必即眩晕。治当消食退黄，治宜用红丸子吞服。红丸子主治伤食证，由京三棱、莪术、青皮、陈皮各五钱，炮干姜、胡椒各三两，上为末，醋糊丸如梧桐子大，以矾红为衣，食后姜汤下三十丸。

④女劳疸

女劳疸，多因色欲过度，性生活后为水湿所搏所致。症见额黑身黄，小腹急满，大便不利。治当宜用健脾和胃，清热利湿，宜用大麦一撮，同滑石、石膏末各一钱煎服。

⑤黄汗

黄汗，多因脾胃有热，汗出入水澡浴，水热互郁于肌表所致。症见汗黄染衣，汗出色黄如柏汁，或伴发热，身肿，口渴。治宜用五苓散加茵陈，或用胃苓饮（即五苓散、平胃散各半剂）。

⑥暑毒伤脾致疸

暑毒伤脾，亦能成疸。多因暑毒伤脾，湿热熏蒸，脾胃受损所致。症见周身皮肤及面目悉黄，小便不利。治宜清暑利湿；方用茅花汤水煎，冲服五苓散。

⑦诸疸后期调治

诸疸后期，症见口淡，怔忡，耳鸣，脚软。不可过用凉剂，也不可强通小便，当作虚治。治宜健脾补肾，宜用四君子汤水煎服，吞服八味丸。

（4）遣方用药

①活用五苓散

戴思恭常用五苓散为基本方，治疗黄疸、酒疸、黄汗等。如治疗黄疸、黄汗，用"生料五苓散加茵陈，或五苓散、平胃散各半帖，名胃苓饮"

（《秘传证治要诀·卷之十·拾遗门·疸》）。又如，治疗酒疸发黄，用"干葛煎汤，或栀子仁煎汤，调五苓散，或生料五苓散加干葛一钱"（《秘传证治要诀·卷之十·拾遗门·疸》）。

②重视茵陈

茵陈味苦、辛，性微寒；归脾、胃、肝、胆经；具有清利湿热，利胆退黄的功效。戴思恭在治疗黄疸及黄汗时，皆用五苓散加茵陈。其中，茵陈清利湿热、利胆退黄，五苓散利水渗湿，使湿热之邪从小便而去。

③善用单验方

戴思恭治疗女劳疸，用"大麦一撮，同滑石、石膏末各一钱煎"（《秘传证治要诀·卷之十·拾遗门·疸》）。诸疸后期，症见口淡、怔忡、耳鸣、脚软。戴思恭认为，"五味子、附子者皆可用"（《秘传证治要诀·卷之十·拾遗门·疸》）。

（5）转归预后

戴思恭根据临床经验，判断疸病的预后。认为患者疸病日久，出现面部黑黄色，为病重难治。又如，"肾水枯竭，久而面黑黄色不治"（《秘传证治要诀·卷之十·拾遗门·疸》）。

16.五劳

（1）概述

《秘传证治要诀·卷之九·虚损门·五劳》阐释了五劳之论治。戴思恭指出：其病多见"头旋眼晕，身疼脚弱，心怯气短，自汗盗汗，或发寒热，或五心常热，或往来潮热，或骨蒸作热，夜多恶梦，昼少精神，耳内蝉鸣，口苦无味，饮食减少"。五劳多因劳累过度，忧思过度，嗜饮无节，或病失调理所致。五脏虽皆有劳，以心、肾为主；心主血，肾主精，精竭血燥则导致五劳。因而，五劳之治疗，当以调心补肾为主，不当用峻烈之剂，唯当温养滋补，以久取效。

（2）病因病机

关于五劳的病因病机，戴思恭指出："五劳者，五脏之劳也。皆因不量才力，勉强运为，忧思过度，嗜饮无节，或病失调理，将积久成劳。"如长期劳力过度，耗伤机体正气而积劳成疾；忧思积虑，所欲未遂等，可导致劳神过度，易使心失所养，脾失健运，心脾两伤，气血受损，久则成劳；饮食不节，或嗜饮过度，损伤脾胃，日久则脾胃之气衰弱，气血生化乏源，也可成五劳；大病久病，失于调理，五脏受损，每易酿成五劳。总之，劳累过度，忧思过度，嗜饮无节，或病失调理，最终均可导致五脏劳伤，脏腑功能衰退，出现五劳。

（3）辨证施治

《秘传证治要诀·卷之九·虚损门·五劳》中，将五劳分为以下类型。

①气血虚而筋失养

气血虚而筋失养，多由于平日劳作太过，导致气血亏虚而筋失所养。症见头晕，气短乏力，身体瘦弱，别无他证。治宜益气养血荣筋，方用劫劳散或用和气汤倍川芎、当归。

②叫呼走气

叫呼走气，是指由于言语读诵，过耗神气，致成虚损。症见头晕，精神不振，气短乏力，不思饮食。治宜补益气血，方用十全大补汤。

③脾虚畏食而呕

脾虚畏食而呕，症见饮食减少，畏食而呕吐；治宜温中补阳，方用乐令建中汤，吞服鹿茸橘皮煎丸。脾虚饮食减少，畏食而呕者，不可独用甜药，须斟酌用快脾之剂，缩砂、陈皮不可少。如不伴呕吐及畏食，宜用十全大补汤，或双和散，酌加快脾之剂。

④五劳发热

五劳，症见热多，神疲乏力，宜用黄芪鳖甲散，或人参散；若独自五心发热，宜用茯苓补心汤；若外虽恶热，体内自畏寒，盛夏不可单衣但仍穿厚衣，治宜温中补虚；方用大建中汤，或十四味建中汤，或正元饮，或参附汤，随证选用。

⑤精血不足

精血不足，多因久病及肾，或劳累过度，伤及肾中精血；症见头晕，气短乏力，腰酸，饮食减少。治宜脾肾双补。方用鹿茸橘皮煎丸。

⑥肾虚咳喘

肾虚咳喘，此乃本在肾而标在肺，为本虚标实之证。症见咳嗽痰多，腰酸。治宜补肾纳气，化痰平喘，方用双补丸加五味子、杏仁、阿胶、贝母、款冬花之属；伴气喘，加磨沉香，并吞服灵砂丹，或吞服三妙丹。

（4）遣方用药

①喜用十全大补汤

十全大补汤，出自《太平惠民和剂局方·卷五》。组成：人参、肉桂（去粗皮）、川芎、地黄（洗、酒蒸，焙）、茯苓（焙）、白术（焙）、炙甘草、黄芪、当归、白芍药各等分。为粗末，每服二钱，加生姜三片，大枣二枚，水煎，不拘时服。功能：温补气血。治诸虚不足，五劳七伤，不进饮食；久病虚损，时发潮热，气攻骨脊，拘急疼痛，夜梦遗精，面色萎黄，脚膝无力；一切病后，气不如旧；忧愁思虑，伤动血气，喘嗽中满，脾肾气弱，五心烦闷等。

戴思恭治疗五劳，喜用十全大补汤。如《秘传证治要诀·卷之九·虚损门·五劳》曰："其病头旋眼晕，身疼脚弱，心怯气短，自汗盗汗，或发寒热，或五心常热，或往来潮热，或骨蒸作热，夜多恶梦，昼少精神，耳内蝉鸣，口苦无味，饮食减少，此皆劳伤之证……宜十全大补汤，或双和散、养荣汤、七珍散、乐令建中汤，皆可选用，间进双补丸。"

②五劳不可过用冷药，不可独用热药

《秘传证治要诀·卷之九·虚损门·五劳》指出，五劳出现寒热表现时，不可因有热，纯用甜冷之药，恐伤肾气；也不可因有寒，而独用天雄、附子之类热性药物。如《秘传证治要诀·卷之九·虚损门·五劳》见"天雄、附子之类，投之太多，适足以发其虚阳，缘内无精血，不足当此猛剂。不可因有热，纯用甜冷之药，以伤肾气。独用热药者，犹釜中无水而进火也；过用冷药者，犹釜下无火而添水也，非徒无益，又害之耳"。

③用药脾肾双补

戴思恭在《秘传证治要诀·卷之九·虚损门·五劳》中指出，治疗肾气虚损严重的五劳患者，用药上重在脾肾双补。如《秘传证治要诀·卷之九·虚损门·五劳》曰"肾元大段虚损，病势困笃，则肾不容少缓。又不拘于此说，要知于滋肾之中，佐以砂仁、澄茄之类，于壮脾之中，参以北五味、黄芪之属，此又临时审病用药之活法。"

（5）转归预后

关于五劳的转归预后，戴思恭指出："劳疾久而嗽血，咽疼无声，此病自下而传上。若不嗽不痛，久而溺浊脱精，此为自上传下。皆死证也。"说明五劳出现嗽血，咽疼无声，或溺浊脱精，皆难治。

17. 肠风脏毒

（1）概述

《秘传证治要诀·卷之八·大小腑门·肠风脏毒》阐释肠风脏毒之论治。戴思恭指出："血清而色鲜者为肠风，浊而黯者为脏毒，或在粪前，或在粪后。"说明肠风血色鲜红，一般先血后便；脏毒血色紫暗，往往先便后血。脏毒，是由于肠道蕴积毒气，久而始见；肠风，是由于邪气外入所致。治疗上，肠风先应解散肠胃风邪，脏毒宜解毒，祛除肠道毒气。

（2）病因病机

关于肠风脏毒的病因病机，戴思恭指出："脏毒者，蕴积毒气，久而始见；肠风者，邪气外入，随感随见。"（《秘传证治要诀·卷之八·大小腑门·肠风脏毒》）肠风多由风热邪气侵袭胃肠，或湿热蕴积肠胃，久而损伤血络，以致荣血失道，渗入大肠，致大便时出血；脏毒多由于脏中蕴毒，伤及荣血，累及大肠所致。

（3）辨证施治

《秘传证治要诀·卷之八·大小腑门·肠风脏毒》中，将肠风脏毒分为以下证型。

①肠风

多由风邪侵袭，邪气外入所致。症见先血后便，血色鲜红，或伴大便不畅，肛门无肿痛。治宜清肠止血，疏风行气，方用五苓散去桂枝，加茅花半钱，水煎服，并吞服荆梅花丸。

②脉痔

脉痔，所下之血由脉窍中来。症见大便前所下之血一线如箭，或点滴而下不能已，血色鲜红。治宜清热凉血止血；宜用无择翁乌连汤。

③脏毒

脏毒，症见大便后下血，血色淡浊。治宜益气养血，清肠解毒，方用胃风汤煎服，吞服蒜连丸；或用胃风汤煎服，吞服乌荆丸；或用胃风汤煎服，冲服棕灰散。

若因上厕所（登圊）粪中有血，或粪前有血，或粪后有血，血色浊而黯，色瘀。治宜行气活血，清肠解毒；方用小乌沉汤合黑神散，米汤调服。

④下元衰弱

肠风脏毒便血日久不已，渐成虚惫，致下元衰弱。症见粪中有血，或粪前有血，或粪后有血，面色萎黄，神疲乏力。治宜补益脾肾，清肠止血；

宜用黄芪四君子汤，吞服断红丸；或用黄芪四君子汤合十全大补汤煎服；或用黄芪四君子汤合黄芪饮煎服。

（4）遣方用药

①喜用枳壳散

戴思恭治疗肠风脏毒之大便出血，喜用枳壳散。肠风血色鲜红，一般先血后便；脏毒血色紫暗，往往先便后血。宜用米汤调服枳壳散，并吞服黄连丸，或用枳壳散冲服，或用乌梅丸吞服。《秘传证治要诀·卷之八·大小腑门·肠风脏毒》曰："血清而色鲜者为肠风，浊而黯者为脏毒，或在粪前，或在粪后，并宜米饮汤调枳壳散，下酒煮黄连丸，或枳壳散，或乌梅丸。"

②善用单验方

戴思恭治疗肠风脏毒，善用单验方。如治疗"诸般肠风脏毒，并宜生银杏四十九个，去壳膜烂研，入百药煎末，丸如弹子大，每两三丸空心细嚼"（《秘传证治要诀·卷之八·大小腑门·肠风脏毒》）。

③善于药物、饮食并用

戴思恭在《秘传证治要诀·卷之八·大小腑门·肠风脏毒》中，治疗肠风脏毒，善于药物、饮食并用。如治疗肠风下血，见"血色清鲜者，以瓦松烧灰研细，米饮调服"。又如，治疗肠风下血，血色鲜红，用侧柏叶同姜烂捣，冷水浸，米汤调服。再如，脏毒，症见血色淡浊者，宜用米汤调香附末口服，或用米汤调三灰散口服。

（二）妇科病

1. 月经不调

（1）概述

《秘传证治要诀·卷之十二·妇人门·经事不调》阐释月经不调之论治。戴思恭指出："妇人每月经水应期而下，不使有余，犹太阴之缺也。其有或先或后，或少或多，或欲来先病，或遇来而断续，皆谓之不调。"月经不调，戴思恭称为经事不调。月经不调，多由于感受外邪，饮食所伤，情志失调，气血失和所致。月经不调之治疗，应疏调气血，"欲调其血，先调其气"；血热者凉血，血寒者温经散寒，血虚者补血，瘀血者活血化瘀，气虚者补气，气滞者行气。

（2）病因病机

关于月经不调的病因病机，多由于感受外邪、饮食失调、情志不遂、素体虚弱等，导致气血失和。气虚，统摄无权，致月经量多；血热，使血流加速，也可导致月经量多。血虚，血海空虚，可导致月经量少；瘀血阻于子宫，血行不畅，也可导致月经量少。血热妄行，可致经血先期而下；脾气虚弱，统摄无权，以致月经先期而下；肾气不固，也可出现月经先期。营血亏虚，经血不能按期来潮；寒邪客于胞中，血为寒凝以致月经后延；情志失调，肝失疏泄，气机郁滞，血行不畅，而致月经后期。

（3）辨证施治

①月经前或经期腹痛

月经前或经期腹痛，多由于气血不调所致。戴思恭用四物汤加吴茱萸半钱、香附子一钱；或用和气饮加吴茱萸半钱；腹痛较剧者，用玄胡索汤煎服。如《秘传证治要诀·卷之十二·妇人门·经事不调》曰："经事来而腹痛者，经事不来而腹亦痛者，皆血之不调故也。欲调其血，先调其气，四物汤加吴茱萸半钱、香附子一钱。和气饮加茱萸半钱，亦可用。痛甚者，玄胡索汤。"

②经事不通水肿

经事不通水肿，乃因瘀血所致。症见经事不通，四肢水肿。不能误作水肿治疗，当活血化瘀调经。宜用调经散。伴少腹冷痛，宜用大温经汤；少腹冷痛较剧，宜大温经汤去麦门冬。如《秘传证治要诀·卷之十二·妇人门·经事不调》曰："经事不通，血入四肢化为水，遂成肿满，非独产后为然，名曰血分，误作水治，其害不少，宜调经散。因冷而节，因节而痛，宜大温经汤。冷甚者，去麦门冬。"

③惊气上逆致月经不通

惊气上逆致月经不通，症见涩多神昏，昏则不知人；或妄言歌笑，类似心风；类似五痫，醒时如常人；或病情发作时伴身如摇动，手足搐搦。宜用四七汤合大温经汤煎服。如《秘传证治要诀·卷之十二·妇人门·经事不调》曰："因惊气上逆，致月经不通，涩多神昏，昏则不知人，或妄言歌笑，似心风，似五痫，醒时又似正人。或病来时身如摇动，手足如搐搦，四七汤、大温经汤各半帖，和匀服。"

④月经后期

月经后期，或过二三月，月经复来，宜用和气饮加苏木、红花、干漆各半钱，桃仁一钱，醋煎服，冲服麝香少许，并用醋汤调服黑神散。若因瘀血致腹内有块，出现月经后期，宜用四物汤去地黄，加官桂、白术各半钱。如《秘传证治要诀·卷之十二·妇人门·经事不调》曰："有经候失期，或过二三月，变生诸证者，和气饮须用桂枝者，性最动血。和气饮加苏木、红花、干漆各半钱，桃仁一钱，或醋，或酒煎，去渣，入麝香少许，仍以醋汤调黑神散。因血节而腹内有块者，四物汤去地黄，加官桂、白术各半钱。"

⑤月经不调便血

月经不调便血，多因经候不调，血不循故道，血从大便而出。症见月经不调，月经期间经血从大便而出或伴腹痛。不能作寻常便血治。宜顺其经，采用行气活血调经之法。宜用四物汤去地黄，加阿胶、香附子各一钱，水煎服，并冲服黑神散和调气散。

⑥崩中

崩中，血热或气虚皆可导致。症见月经量多，血大至或清或浊，或纯下瘀血，或腐势不可止，甚则头目昏晕，四肢厥冷。宜用童子小便煎理中汤，或用沉香降气汤加入百草霜，米汤调服。血崩甚而伴腹冷痛，时医认为血色瘀黑为恶血未尽，不敢用止血之法。戴思恭认为血住则痛止，故用芎归汤加干姜、熟附各一钱。

（4）遣方用药

①喜用和气饮、独附丸

戴思恭治月经不调，无论月经先期、月经后期、月经量多、月经量少，皆先用和气饮加香附子半钱，兼吞服独附丸。如《秘传证治要诀·卷之十二·妇人门·经事不调》曰："妇人每月经水应期而下，不使有余，犹太阴之缺也。其有或先或后，或少或多，或欲来先病，或遇来而断续，皆谓之不调，和气饮加香附子半钱，兼咽独附丸。"

②重视香附

香附，辛、微苦、微甘、平，归肝、脾、三焦经，具有疏肝解郁、理气宽中、调经止痛的功效。《秘传证治要诀·卷之十二·妇人门·经事不调》中，治疗月经前、经期的腹痛，认为是血之不调所致，指出"欲调其血，先调其气"，喜用香附调经止痛。戴思恭指出，经水"或先或后，或少或多，或欲来先病，或遇来而断续，皆谓之不调，和气饮加香附子半钱"。说明无论月经先期、月经后期、月经量多、月经量少，皆可加香附以调经。

③善用单验方

戴思恭治病善用单验方。对于虚寒导致的崩中，症见月经量多，血大至或清或浊，或纯下瘀血，或下瘀血不止，甚则头目昏晕，四肢厥冷，腹部冷痛。宜用芎归汤加干姜、熟附一钱，水煎服，止其血而痛自定。仍用刺花绣拭黑片，烧灰研末，用毛蟹壳烧存性，或用旱黄麻根烧灰为末，米汤调服。妇女经来腹痛，或月经色紫黑，宜用川芎、当归、炮姜、肉桂各一钱，水煎服。如《秘传证治要诀·卷之十二·妇人门·胎前产后》曰：

"妇人气痛血疼，或月经来少作疼，或来多不止而痛，或色瘀，或血败而加以泄泻，腹内疼扰，并宜川芎、当归、炮姜、肉桂各一钱，白水煎服。累用累验"。

④创立"佐方"

凡崩中而月经量多，血大至或清或浊，或纯下瘀血，皆可佐以三灰散，而非佐药。如《秘传证治要诀·卷之十二·妇人门·崩中》曰："崩中血热而成者，有气虚而成者。血大至曰崩中，或清或浊，或纯下瘀血，或腐势不可止，证状非一，所感亦异，甚则头目昏晕，四肢厥冷，并宜胶艾汤，咽震灵丹，佐以三灰散。"

2. 胎前产后病

（1）概述

《秘传证治要诀·卷之十二·妇人门·胎前产后》阐释胎前产后病之论治。戴思恭对于妇人生产，注重调理脾胃。如《秘传证治要诀·卷十二·妇人门·胎前产后》曰："妇人之药，大率皆甜，不利于脾，芎、归犹滞，况于地黄乎？脾胃实者服之，固见有功。若素有痰饮，及喜甜人，诸血药中，半夏、陈皮自不可少。"胎前病，多由于久坐久卧，耗伤气血，致气血不足；或由于情志失调，肝失疏泄，气机郁滞所致。产后病，多由于临产时耗气伤血，或产后瘀血内阻于胞宫所致。胎前病治宜调补气血、疏调气机；产后病治宜补气养血、祛瘀活血。此外，产后一切病，皆不可发散。

（2）病因病机

胎前恶阻，是由于"其人宿有痰饮，血壅遏而不行，故饮随气上"（《秘传证治要诀·卷之十二·妇人门·胎前产后》）所致。产前胎动，多由于孕妇因火动胎，逆上作喘所致。此外，由于久坐久卧，耗伤气血；或素体虚弱，气血不足；或血分有热，而致胎漏；或过食肥甘厚味，产生内热；

耗损肾精，无以养胎而致胎萎弱；或安逸、久坐、久卧伤气，致气衰血滞，气虚不能送胎，故胎难下；或情志失调，悲忧离情，气机郁结，血随气行，气郁血滞，导致难产。产后病，多由于临产时耗气伤血，或产后瘀血内阻所致。如恶露不尽，多由于产后瘀血不尽，郁滞于胞宫而致小腹疼痛；或产后失血过多，津液亏损，导致大便秘结；或产后恣意食物，致伤食发热。

（3）辨证施治

戴思恭辨治胎前产后病，以病为纲，以证为目，病证结合，重在辨证施治。

①胎前恶阻

胎前恶阻，俗谓之病鬼。多由于其人宿有痰饮，血壅遏而不行，痰饮随气上逆，恶心阻其饮食所致。痰饮停滞肝经，肝之味酸，则必喜唉酸物。肥者多有痰，瘦者多有热。症见孕妇见食恶心呕吐，喜唉酸物，多卧少起。依据"金克木，以辛胜之"，治宜和胃止呕，温化痰饮；方用小半夏茯苓汤或二陈汤，水煎服。若伴呕吐不食，心胸烦闷，宜用橘苏饮，加竹茹指大。胎前恶阻，若因服热药导致胸膈闷热，呕吐不食，治宜清热止呕；方用蒲黄散、荷叶散。

②转胞

转胞，胞即膀胱也。转胞，是因胎儿逐渐长大，且近下逼近于膀胱；膀胱为所逼而侧，令人数泄。症见小便频数，尿出少而不痛，或间有微痛。治宜清热利尿；方用五苓散加阿胶一钱，或八味丸加当归、五味子，或发灰汤加车前子一味。发灰汤加车前子一味，治疗转胞尤佳。

③胎动不安

妊妇，胎动不安，胎死或不死，治宜养血安胎，以川芎、当归水酒合煎。未死即安，已死即下。若孕妇因火动胎，气喘，宜清热安胎；急用条黄芩、香附之类，将条芩更于水中沉，取重者用之。以白术、黄芩、炒神曲、缩砂仁,粥为丸。黄芩乃上中二焦药,主要通过降火下行而安胎。缩砂,主要通过行气而安胎止痛。

④胎漏

胎漏,是指孕妇有胎,而血从阴道漏下流出。多因气虚、血虚及血热所致。治宜益气、养血、清热以固胎。方用地黄半钱,人参、白芍各一钱,白术一钱半,川芎、归身尾各一钱,陈皮一钱,甘草二钱,糯米一十四粒,黄连些小,黄柏些小,桑上羊儿藤七叶完者,上咬咀,煎汤服之。血虚不安者,加用阿胶;痛者,加缩砂仁。

⑤将产脚赤肿

产妇将产之时,脚赤肿,俗名皱脚,治宜行气利水;方用香苏散加木香一钱。

⑥难产

难产,多由气血亏虚或气血凝滞所致。治宜补益气血或调气和血;催生方药,用白芷灰、滑石、百草霜,上为末,芎归汤或姜汁调服。胎衣不下,用赤小豆、小麦等分煎服。

⑦产后发热

关于产后发热,戴思恭指出:"恶血未下者,腹痛而发热;感外邪者,必有头痛恶风而发热;惟血虚即但发热而无余证,名曰蓐劳,宜于前血虚证求药。"(《秘传证治要诀·卷之十二·妇人门·胎前产后》)其中,产后血虚发热,治宜益气养血,方用芎归汤加羊肉少许,或十全大补汤、四物汤、养荣汤,水煎服。

⑧产后发热恶寒

产后发热恶寒的治疗,戴思恭继承了朱丹溪治疗产后发热恶寒的经验。如《金匮钩玄·卷之三·妇人科·发热恶寒》曰:"大发热必用干姜,轻用茯苓,淡渗其热。一应苦寒及发表药,皆不可用也。"说明产后发热恶寒,应慎用解表发散药。产后发热恶寒，多由气血亏虚所致。治宜补益气血。若"左手脉不足，补血药多于补气药。右手脉不足，补气药多于补血药"。产后发热恶寒不可用白芍，因其酸寒伐生发之气。

⑨产后血虚而烦

产后血虚而心烦，宜用"蒲黄隔纸炒，东流水调下"（《秘传证治要诀·卷之十二·妇人门·胎前产后》）。

⑩产后恶露不尽

产后恶露不尽，多由于产后瘀血不尽，瘀积于胞宫所致，并见小腹疼痛。治宜祛瘀止痛，方用五灵脂、香附末、桃仁、蛤粉，醋丸，吞服。如恶血不下，以五灵脂为末，神曲糊丸，白术、陈皮汤下。产后腹疼，恶血不止，诸药不效，宜用芎归汤加五味、五灵脂、延胡索煎服。

⑪产后血入肺

产后血入肺，产后由于恶露不净，积为瘀血，入于肺经所致，症见面黑气喘。治宜补气活血；以锉苏木二两水煎，冲服人参末一两。

⑫产后大便秘结

产后，因失血过多，导致大便秘结，治宜补血养血，润肠通便；方用橘杏丸或麻仁丸吞服。

⑬产后弥月

产后弥月，俗名满肚。多由恣意食物，导致伤食发热。治宜消食导滞，和解退热；先用红丸子一二服，再进小柴胡汤。

⑭产后角弓反张

产后角弓反张，是多因产后阴血大亏，筋失所养，复为风邪所袭，引动肝风所致。治宜祛风止痉；以荆芥新瓦上微炒末，豆淋酒调二钱口服。或只一味独活末，豆淋酒调服。

（4）遣方用药

①喜用四物汤

四物汤，补血和血、调经化瘀。戴思恭治血气病喜用四物汤，并称四物汤为妇人要药，破血用归须，补血用归身与头。如《秘传证治要诀·卷之十二·妇人门·胎前产后》曰："四物汤，妇人要药，于内加吴茱萸半钱或一钱。一应血气病，无不治。"

②重视荆芥

产后出现发热昏迷，是产后瘀阻胞宫，外感风邪所致。治宜凉血散瘀祛风；用荆芥半炒半生为末，温热水调服一钱，或用童子尿调服。荆芥乃产后要药，产后角弓反张，豆酒调炒荆芥末；盛怒失喜，迷闷不发热者，用童子尿调服炒荆芥末。如《秘传证治要诀·卷之十二·妇人门·胎前产后》曰："产后发热迷闷，俗谓之发热血。新瓦上炒荆芥，不拘多少，半炒半生为末，温热水调下一钱，名独行散。或疑豆淋酒太热，用童便调尤宜，若锉散便煎亦得。荆芥乃产后要药，角弓反张，豆酒调极妙。盛怒失喜，迷闷不发热者，便调无不效。"

③善用单验方

戴思恭在《秘传证治要诀·卷之十二·妇人门·胎前产后》中，治疗胎前产后病，善用单验方。如转胞，用搐鼻药，多打喷嚏，或用拳打脚心知痛，使患者浑身掇起，则脏腑摇动，而胞自反上。又如，将产之时，以瘦胎饮（组成：粉草一两、商州枳壳三两，上为末，白汤点服，一方加香附）加缩砂少许，顺气瘦胎，使临期易产。再如，难产者，用香油半盏，乌醋、鸡子清与香油等调匀，冷服；胎衣不下，用蓖麻去壳，研，七粒，涂两足心，胎衣下即洗去。

（5）转归预后

戴思恭认为，产后角弓反张，是产后阴血大亏，筋失所养，复为风邪所袭，引动肝风所致，难治。如《秘传证治要诀·卷之十二·妇人门·胎前产后》曰："角弓反张，乃妇人急候，为诸病之最，得此者，十存一二。"戴思恭继承朱丹溪对难产的治疗经验，指出难产有五不治。如《推求师意·卷之下·妇人门·产难》曰："一、腹底不觉疼；二、抱着脚，足垂弹无力；三、病未退，遍身不煖；四、脏腑泄吐清涎及沫不止；五、项筋展舒无力，皆不治。"

（三）眼科病

1. 概述

《秘传证治要诀·卷之十·拾遗门·眼》阐释眼疾之证治。眼疾有烂沿、恶泪、羞明、翳膜、涩痛、雀目、韬针、内外障等。戴思恭以赤眼为例，加以重点阐释。眼疾之病因病机，多由于外感风热，致热壅肝经；或情志失调，怒气伤目；或久视损目，肝血不足。眼疾之辨证施治，肝血不足，当益肝血；风热赤眼，当疏散肝经风热；怒气伤目，当平抑肝火。

2. 病因病机

《秘传证治要诀·卷之十·拾遗门·眼》曰："久视损目，肝血不足，以致见物不明。"又曰："气眼，才怒气则亦痛。"由于脏腑内损，精气不能上注于目，可使目失濡养；气机紊乱可致气滞血瘀，津液不行；或血随气逆，破络灌瞳；情志内伤，郁怒伤肝，郁而化火；若气火攻目，则危害尤甚。此外，戴思恭指出："赤眼有数种，气毒赤者，热壅赤者，有时眼赤者，无非血壅肝经所致。"外感风热，热邪迫血妄行，血壅肝经，皆可能导致赤眼。夏天气候炎热，火性炎上，容易上冲头目，火性燔灼，伤津腐肉，戾气所致眼疾，临床表现与风火所致相似，故有时行赤眼。

3. 辨证施治

（1）视物不明

肝开窍于目，目依赖于肝血的濡养。"久视损目，肝血不足，以致见物不明，眼中常见烟焰起，此当益血，宜生熟地黄丸。"（《秘传证治要诀·卷之十·拾遗门·眼》）。

（2）赤眼

赤眼，多由于外感风热，或时行戾气，使热毒上攻于目，血壅肝经，血络受损所致。症见目赤肿痛，白睛红赤，或白睛淡红，视物昏朦。宜用黑神散、消风散等分，食后及睡时白汤调服，并用盐豆腐切片敷其上。

风热之邪所致目赤肿痛较剧者，则用四物汤（地黄用生，芍药用赤）加入赤茯苓半钱，水煎食后服，临睡时加用洗肝散或菊花散口服，早晨盐汤下养正丹二三十粒。若患者不能用过凉之剂，则不必用洗肝散，宜用二钱黑神散，一钱消风散，冲服。

若赤眼久不愈，用以上诸眼药无效，则早起则以苏子降气汤水煎服，并吞服黑锡丹；临睡则以消风散冲服，并吞服三黄丸；日中则以酒调黑神散冲服。见"赤眼久而不愈，用诸眼药皆无效，早起则以苏子降气汤，下黑锡丹；临睡则以消风散，下三黄丸；日中别以酒调黑神散。此数药不独治久赤，诸眼疾皆治之"（《秘传证治要诀·卷之十·拾遗门·眼》）。

（3）眼晕生花

眼晕生花，多由肝阴血亏虚所致，症见眼常黑花，眼前常如有物飞动，或见物为两。宜用小三五七散冲服；或用芎附汤合正元饮，加鹿茸一钱，并吞服灵砂丹；或用正元饮加炒川椒一十五粒煎服，吞服茸砵丸。

（4）气眼

气眼，因怒气则眼痛，宜用酒调复元通气散冲服。

（5）头风眼

头风眼，多因偏正头痛引发。症见头痛，眼不可开，多泪羞明。宜用决明散。

3. 遣方用药

（1）活用四物汤

戴思恭治疗眼疾，活用四物汤。眼疾有烂沿、恶泪、羞明、翳膜、涩痛、雀目、韬针、内外障等，皆用四物汤水煎服，吞服生熟地黄丸，或用四物汤加入蒸熟大黄一块，水煎，敷洗。见"眼病不一，烂沿、恶泪、羞明、翳膜、涩痛、雀目、韬针、内外障等证，难以枚举。今独举赤眼数种，应患眼者，不问近远，有上诸证并可用四物汤，下生熟地黄丸。敷洗之剂，当求之专科，四物汤加入蒸熟大黄一块，如栗子大，尤妙"（《秘传证治要诀·卷之十·拾遗门·眼》）。风热赤眼出现目赤肿痛较剧者，用四物汤（地黄用生，芍药用赤）加入赤茯苓半钱，水煎食后服。见"仍进四物汤，内地黄用生，芍药用赤，只须半帖，食后作一服，却加入赤茯苓半钱"。

（2）用药内外兼施

戴思恭治疗眼疾，用药常内外兼施。其在《秘传证治要诀·卷之十·拾遗门·眼》中治疗烂沿、恶泪、羞明、翳膜、涩痛、雀目、韬针、内外障等眼疾诸证，皆用四物汤水煎服，吞服生熟地黄丸，或治眼疾用流气饮，并用四物汤加入蒸熟大黄一块，如栗子大，水煎，作为敷洗之剂，而且用青桑干枝就硬炭火上烧，取白灰，铜箸点二三次。见"医眼，以青桑干枝就硬炭火上烧，取白灰，铜箸点二三次，妙甚。不可用水桑、黄桑，亦不可杂炭灰"（《秘传证治要诀·卷之十·拾遗门·眼》）。此外，一般赤眼用黑神散、消风散等分，食后及睡时口服，另用黄连水通过大菜头孔滴入眼中。

（3）善用单验方

戴思恭治疗赤眼，常用冷却后的黄连水通过大菜头孔滴入眼中。见"寻常赤眼，用黄连碾末，先用大菜头一个，切了盖，剜中心作一窍，入连末在内，复以盖遮住，竹签签定，慢火内煨熟取出，候冷，以菜头中水滴入眼中"。

（四）外科病

1. 痈疽疖毒

（1）概述

《秘传证治要诀·卷之十一·疮毒门·痈疽疖毒》，阐释痈疽疖毒之证治。戴思恭以毒概括痈、疽、疖，称"痈、疽、疖，此毒总名"。其论病因病机，有外感和内伤之分，外感多因寒、热、风、湿之邪，内伤多因情志失调。此外，有服金石以助欲，导致气血壅滞，血败肉腐而成脓者。痈、疽、疖之治疗，当分阶段施治。如毒方结成，当用发散；脓血结成，不可发散；脓血已溃，津液枯竭，则当用益荣生津之剂；痈疽疖毒之治疗，多采用内治与外治相结合。

（2）病因病机

关于痈疽疖毒的病因病机，有外感和内伤之分，外感以"热毒""火毒"最为多见，外感寒、风、湿之邪等引起的痈疽疖，有的在初起阶段，并不都具有热毒、火毒的红热现象。倘若失治误治，病情继续发展至中后期，才会逐渐出现火热的红肿热痛现象。内伤，如情志失调、饮食不节、房室损伤等引起的痈疽疖毒，大多因虚致病。喜、怒、忧（悲）、思、恐五志过极，郁而化火，即所谓"五志化火"，可产生热毒，外发痈疽疖毒；饮食不节，过食肥甘厚味及荤腥发物，内伤脾胃，导致火毒内生，而引起痈疽疖毒。如戴思恭曰："病消渴之人多生毒，此乃津液已耗，虚阳外发，内外俱虚，此为极病。"（《秘传证治要诀·卷之十一·疮毒门·痈疽疖毒》）房室过度，外服金石以助欲，导致精气亏虚，药毒偏胜，肝肾阴虚，阴不制阳，则火毒更为炽盛。总之，无论外感寒、热、风、湿之邪，或情志失调、饮食不节、房室损伤等内伤因素，均可导致气血壅滞，血败肉腐为脓，从而形成痈疽疖毒。其中，痈多因热毒熏蒸、气血瘀滞所致；疽多因寒邪郁结、气血凝滞所致；疖多因湿热蕴结所致。

（3）辨证施治

《秘传证治要诀·卷之十一·疮毒门·痈疽疖毒》曰："痈属腑，故生浅，皮薄而肿高；疽属脏，故生深，皮厚而肿坚。"痈，红肿热痛，浅而高大，未脓易消，已脓易溃易敛，属腑，病较轻；疽，漫肿无头，肤色不变，边界不清，无热少痛，未脓难消，已脓难溃，属脏，病情重。疖，浅表局限，形小而圆，红肿热痛不甚，易溃易敛，病情轻于痈疽。戴思恭对痈疽疖毒的辨治，以阴阳为纲。如痈疽"已溃未溃，宜小托里散，或《千金》内补散，加木香、羌活、白芍药、乌药等分。渴加栝楼根。此数药皆治阳证，若阴证宜于《千金》内补散，减防风、桔梗之半，倍加白术，未效更加熟附"。戴思恭在《秘传证治要诀·卷之十一·疮毒门·痈疽疖毒》中，将痈疽疖毒分为以下证候类型。

①毒之初发

毒初发，症见局部红肿热痛。治宜复元通气散，木香汤吞服。如《秘传证治要诀·卷之十一·疮毒门·痈疽疖毒》曰："毒之初发，并宜酒调复元通气散，或病在下者，酒糊丸。通气散，却用木香汤吞下。"若伴头疼体痛，乍寒乍热，恐夹外邪，宜用香苏饮加川芎、白芷、防风、当归、陈皮；疮毒伴大便干结者，宜用升麻和气饮合消毒饮；若伴身上发热甚者，宜用消毒饮和败毒散。

②诸毒脓成未溃

诸毒脓成未溃之阳证，症见局部红肿热痛化脓，但未溃者，宜用小托里散，或《备急千金要方》内补散，加木香、羌活、白芍药、乌药等分。若伴口渴加栝楼根；若伴呕而不喜食，不可用《备急千金要方》内补散，滞其脾，恐夹外邪，宜用二陈汤加川芎，或不换金正气散；若伴不喜食，用不换金正气散加白茯苓、半夏等分，人参、木香减半。诸毒脓成未溃之阴证，症见漫肿无头，肤色不变，皮厚而肿坚，宜用《备急千金要方》内补散减防风、桔梗至半，倍加白术，未效更加熟附，诸药煎服尤佳。

③诸毒脓已溃

患背疮人及诸毒已溃后，血与津液亏虚而口渴，宜用换肌散。若出脓过多而羸瘦者，宜用芎归汤。如《秘传证治要诀·卷之十一·疮毒门·痈疽疖毒》曰："痈疽发背已溃，出脓过多而羸瘦者，芎归汤。凡所服药，并不可用白术，能生脓故也。未溃与初发阴证用之却可。"若伴呕而不喜食，宜用谷神嘉禾饮。

（4）遣方用药

①用药内外结合

戴思恭在《秘传证治要诀·卷之十一·疮毒门·痈疽疖毒》中，治疗痈疽疖毒，内治与外治相结合，常用药内外结合。如毒之初发，症见局部红肿热痛，未成脓者，宜内服复元通气散。外用皂角树上所生之椹，磨乌醋调涂。又见"一应毒证，已作渴或脓过多，防其为渴，宜于《千金》内补散之外，兼进八味丸，用五味子者佳"。此外，"发散诸般毒，多碾白芙蓉叶，入草乌叶少许，蜜调敷，重者，加入南星末。凡诸毒用膏药，欲散，搓入麝香；欲溃，搓入雄黄"。

②善用单验方

戴思恭在《秘传证治要诀·卷之十一·疮毒门·痈疽疖毒》中治疗痈疽疖毒，善用单验方。如"治诸毒方结成者，以皂角树上所生之甚，磨乌醋调涂，此椹须预藏在烟阁头，缓急取用。"又如，疮毒久不干成漏者，用忍冬草浸酒常服。

③创立佐方

《秘传证治要诀·卷之十一·疮毒门·痈疽疖毒》曰："有轻于痈疽者，名曰疖毒。痈，壅也；疽，沮也；疖，节也。言气血壅滞沮节也。并威灵仙饮微利之，或五香连翘散，佐以复元通气散。"凡见痈疽疔毒，皆可佐以复元通气散。

（5）转归预后

关于痈疽疔毒的转归预后，《秘传证治要诀·卷之十一·疮毒门·痈疽疔毒》曰："病消渴之人多生毒，此乃津液已耗，虚阳外发，内外俱虚，此为极病。凡消渴愈后生毒，毒愈后消渴，皆非可治之病也。"指出病消渴之人多生毒，消渴愈后生毒，毒愈后消渴，皆属难治。又，痈疽"未溃之际，憎寒壮热，狂言妄语，如见鬼神，脓去已多而大热不休者，似为难治"。说明痈毒、疽毒脓未溃时，出现憎寒壮热，狂言妄语，或痈疽脓已溃而大热不止，难治。

二、遣方用药

（一）创立新方

1. 粟壳饮

出处：《证治要诀类方·卷之二》。

组成：罂粟壳、枳壳、白芍药、陈皮、当归、甘草、诃子、木香、人参、白僵蚕。

用法：水煎服。

主治：痢疾。

处方特点：戴思恭在《秘传证治要诀·卷之八·大小腑门·痢》中指出："痢疾不问赤白，而知为冷热之证。若手足和暖则为阳，先用粟壳饮，调五苓散，进感应丸；若觉手足厥冷则为阴，当用暖剂。常须识此。"《济生方·痢疾论治》云："今之所谓痢疾者，古所谓滞下是也。盖尝推原其故，胃者脾之腑，为水谷之海，营卫充焉。夫人饮食起居失其宜，运动劳逸过其度，则脾胃不充，大肠虚弱，而风冷暑湿之邪得以乘间而入，故为痢疾。"内外合邪，积滞于肠腑，而发为痢疾。初起忌温补，忌利小便，忌发汗，后调理之法，应补脾固肾。粟壳饮中罂粟壳味酸涩，性平和，能固肠道，涩精滑，为治久泻、久痢之常用药，《本草纲目》称其为"涩肠止泻之圣药"，与诃子配伍，涩肠止痢；久泻久痢，伤及脾胃，脾胃虚弱，固摄无权，滑脱不禁，人参、陈皮健脾益气，脾胃健则气血充；久病入血，故以当归养血活血；白芍药养血和营、缓急止痛，配以当归养血活血，寓"行血则便脓自愈"之义；木香、枳壳行气导滞，"调气则后重自除"；《本草经疏》云："白僵蚕辛平能散风热，兼能燥湿，是以主之"；甘草调和诸药，补中益气。全方配伍，共奏益气养血、涩肠止痢之功。

2. 八生散

出处：《证治要诀类方·卷之三》。

组成：天雄（去皮脐，如无，以大附子代之）、大川乌（去皮脐）各一两，白附子、南星、天麻各五钱，川芎、半夏、木香、全蝎（去毒，姜汁拌，全用）。

用法：并生用，加生姜，水煎服。

主治：偏正头风作痛，痛连于脑，常如牵引之状，发则目不可开，眩晕不能抬举。

处方特点：戴思恭在《秘传证治要诀·诸痛门·头痛》中指出："偏正头风作痛，痛连于脑，常如牵引之状，发则目不可开，眩晕不能抬举。宜用芎辛汤加全蝎五个，间进太阳丹及如圣饼子，或用大茶调散、八生散。"八生散中，天雄、白附子皆辛、甘，性温，入足厥阴肝经，善于祛风痰而止痛；大川乌辛散温通，散寒止痛之功显著；木香行气止痛，寓治痰先治气，气行则痰消之意；天麻甘缓质润之性可以滋补，又能祛风湿以止痛；川芎气香质润，活血、行气、祛风、止痛。《神农本草经》曰："川芎主中风入脑，头痛。"张锡纯《医学衷中参西录》中指出："其特长在能引人身清轻之气上至于脑，治脑为风袭头疼、脑为浮热上冲头疼、脑部充血头疼。"天麻与川芎配伍，一升一降，使清气得升而逆气得降，调畅气机，通达气血，通络止痛，为治头痛的重要药对；天南星善于祛络中之痰，止痛效果显著，天麻配天南星治疗痰厥头痛；半夏辛温，为治湿痰要药，长于燥湿祛痰，半夏与天麻合用，功专化痰息风，主治眩晕头痛，历代医家常用作风痰要药；《医学衷中参西录》谓蜈蚣走窜之力最速，内而脏腑，外而经络，凡气血凝聚之处皆能开之；其"性能入脑，善理脑髓神经，使不失其所司"，天麻与蜈蚣配伍，动静结合，刚柔相济，增止痛之功而减走窜之弊。诸药配伍，共奏化痰降浊之功。

3. 劫劳散

出处：《证治要诀类方·卷之三》。

组成：人参、黄芪、甘草、当归、芍药、地黄、阿胶、紫菀各等分（又方有五味子）。

用法：加生姜、大枣，水煎服。

主治：曾因提重伤筋，以致臂痛。

处方特点：戴思恭在《秘传证治要诀·卷之五·诸痛门·臂痛》中指出："曾因挈重伤筋，以致臂痛，宜琥珀散、劫劳散，或和气饮，每服加白姜黄半钱，以姜黄能入臂故也。"方中当归补血活血。《本草正》曰："当归，其味甘而重，故专能补血，其气轻而辛，故又能行血，补中有动，行中有补，诚血中之气药，亦血中之圣药也。"又曰："大约佐之以补则补，故能养荣养血，补气生精，安五脏，强形体，益神志，凡有形虚损之病，无所不宜。佐之以攻则通，故能祛痛通便，利筋骨，治拘挛、瘫痪、燥、涩等证。"白芍药甘补酸敛，苦泄微寒，功善养血调经。阿胶滋阴补血。《本草纲目拾遗》曰："治内伤腰痛，强力伸筋，添精固肾。"地黄、阿胶补血滋阴；黄芪味甘，气微温，为补气之圣药，黄芪与当归配伍，补气生血；人参甘、微苦、微温，大补元气，《本草纲目·草部》记载人参可"补心脏、安精神、定魂魄、止惊悸、除邪恶、开心益智、延年益寿"。紫菀润肺下气；生姜、大枣相配，补脾和胃；甘草甘、平，补脾益气，调和诸药。

4. 木香交加散

出处：《证治要诀类方·卷之三》。

组成：大腹皮、白芷、紫苏、茯苓、杏仁、人参、缩砂仁、赤茯苓、藿香、白扁豆、木瓜、香薷、半夏曲、白术、陈皮、厚朴、桔梗、甘草。

用法：上锉，每服四钱，水一盏半，生姜三片，枣子一枚，煎至八分，去滓，热服。

主治：感暑成痢，疼甚而食不进者。

处方特点：戴思恭在《秘传证治要诀·卷之八·大小腑门·痢》中指出："感暑成痢，疼甚而食不进者，六和汤、藿香正气散各半帖。名木香交加散。"木香交加散，由六和汤、藿香正气散合方而成。六和汤与藿香正气散，均主治外感兼内湿之霍乱吐泻证。二者不同之处在于，前者为伤于暑湿，后者兼伤于寒。二方合用，主治感暑成痢，疼甚而食不进者。方中藿香辛温芳香，既解在表之风寒，又可化在里之湿，且可辟秽和中而止呕，为治霍乱吐泻的要药，配伍木瓜和胃化湿；砂仁醒脾调中；半夏曲、陈皮理气燥湿，和胃降逆以止呕；茯苓为除湿之圣药，协白术、白扁豆健脾除湿，和中以止泻；赤茯苓能清热利湿，助藿香内化湿浊而止吐泻；大腹皮、厚朴行气化湿，畅中行滞，且寓气行则湿化之义；紫苏、白芷、杏仁辛温发散，助藿香外散风寒，兼能醒脾胃，燥湿化浊；桔梗开宣肺气，化痰利膈，既可解表，又助化湿；人参大补元气，生姜、大枣补脾和胃，外可和营卫；甘草调和药性，并协姜、枣以和中。

5. 小三五七散

出处：《证治要诀类方·卷之三》。

组成：天雄炮、细辛各二分，干姜、山茱萸各五分，山药、防风各七分。

用法：上为末，酒调服。

主治：肝肾虚风，复感风寒之邪之眩晕。

处方特点：戴思恭在《秘传证治要诀·卷之九·虚损门·眩晕》中指出："有头风证，耳内常鸣，头上有如鸟雀啾啾之声，切不可全谓耳鸣为虚，此头脑挟风所为也。有眩晕之甚，抬头则屋转，眼常黑花，观见常如有物飞动，或见物为两，宜小三五七散。"据《备急千金要方·卷十三》记载："小三五七散由天雄三十两，山茱萸五十两，薯蓣七十两，上三味，为末过筛，以清酒服一两。一日两次，不知稍增，以知为度。主治头风，目眩耳聋"。戴思恭之小三五七散专主肝肾虚风，复感风寒之邪之眩晕。大寒中于风府，使人头痛，项筋紧急。风府穴，位于脑后，督脉之所主也。寒者，天地严凝之气，故令项筋紧急。以天雄、干姜大辛大热之品散寒，细辛、防风气薄轻清之品也，上达高巅，祛风而止痛，山药养督脉之阴，且与山茱萸以缓天雄之性，虚风得以自除。

6. 大七香丸

出处：《证治要诀类方·卷之四》。

组成：木香、丁香、檀香、甘松、丁皮、橘皮、砂仁、白豆蔻、三棱、莪术（醋煮）各四两，大茴香二两半。

用法：上药为末，米糊为丸，如绿豆大。每服三十丸，姜汤下。

主治：气泻。症见泄泻肠鸣，胸膈痞闷，腹急而痛，泻则腹下须臾又急，或腹急气塞而不通。

处方特点：戴思恭在《秘传证治要诀·卷之八·大小腑门·溏泄》中

指出："气泻，肠鸣气走，胸膈痞闷，腹急而痛，泻则稍可，须臾又急。亦有腹急，气塞而不通者，此由中脘停滞，气不流转，水谷不分所致，宜大七香丸，入米煎服。"本方主治证为中脘停滞，气机郁滞，水谷不分而气泻者。法当温中行气，化湿和胃。方中丁香温中散寒，降逆和胃；砂仁温中理气，化湿醒脾；木香行气调中止痛；橘皮、白豆蔻、檀香理气调中，橘皮、白豆蔻兼能化湿和胃，檀香兼能散寒止痛；甘松、丁皮行气止痛，开郁醒脾；三棱、莪术破气散结止痛；大茴香祛寒止痛，理气和胃。诸药合用，集众多理气药于一方，其温通行气通滞之力颇强，适用于中脘停滞，气不流转，水谷不分所致之气泻证。

7. 三和丹

出处：《证治要诀类方·卷之四》。

组成：养正丹、黑锡丹、来复丹三丹。

用法：三丹和匀，每服一钱半，米饮、酒任下。

主治：中气。其人本虚，痰气上逆，关膈不通，上下不升降，或大便虚闭；一切阴寒，诸药不效者。

处方特点：戴思恭在《秘传证治要诀·卷之一·诸中门·中气》指出："其人本虚，痰气上逆，关膈不通，上下不升降，或大便虚闭，宜用三和丹。诸气皆可用，不独中气。"三和丹由养正丹、黑锡丹、来复丹三方合成。

（1）养正丹

①来源：《太平惠民和剂局方》。

②组成：水银，铅锡，朱砂另研末，硫黄各一两。

③炮制：上以铁瓢熔化铅锡，入水银，用柳木槌研匀，次下朱砂，研不见星子，待少时，方入硫黄末，急研成汁。如有焰，以醋洒之。候冷取出，细研，糯米糊丸如绿豆大。

④用法用量：每服二十丸，食前盐汤或枣汤任下。

⑤功能主治：功能济心火，强肾水。主治元气虚亏，上盛下虚，气不升降，呼吸不足，头旋气短，心神怯弱，梦寐惊悸，遍体盗汗，腹痛腰疼；或虚烦狂言，口干上喘，翻胃吐食，霍乱转筋，咳逆不定。又治中风涎潮，不省人事，阳气欲脱，四肢厥冷。伤寒阴盛，自汗唇青，脉沉，最宜服之。及妇人产后，血气身热，月候不均，带下腹痛。常服济心火，强肾水，进饮食。戴思恭在《秘传证治要诀·卷之三·诸气门·脚气》中指出："脚气喘急者，此系入腹，宜苏子降气汤，或沉香降气汤，仍佐以养正丹，或四磨饮。"戴思恭在《秘传证治要诀·卷之三·诸气门·小肠气》又云："有肾气逆上，痰涎壅塞迷闷，宜肾逆散，吞养正丹。"

（2）黑锡丹

①来源：《太平惠民和剂局方》。

②组成：黑锡（熔化）、硫黄（与黑锡结成子）各二两。破故纸、金铃子、肉豆蔻、木香、茴香各一两，沉香、胡芦巴、附子、阳起石、官桂各五钱。

③用法用量：上为末，酒糊丸如梧桐子大，每服三十丸，姜盐汤下。

④功能主治：功能升降阴阳，坠痰定喘。主治痞塞。用于真元亏惫，上盛下虚，痰壅气喘，胸腹冷痛。戴思恭在《秘传证治要诀·卷之三·诸气门·痞塞》中曰："气虚上逆，遂成痞塞而疼者，六磨饮吞黑锡丹。"《医门法律·痰饮门》曰："升降阴阳，补虚益元，坠痰。"《成方便读·卷二·祛寒之剂》曰："欲补真阳之火，必先回护真阴，故硫黄、黑铅二味，皆能入肾，一补肾火而一补肾水，以之同炒，使之水火交恋，阴阳互根之意；而后一派补肾壮阳之药，暖下焦逐寒湿，真阳返本，阴液无伤；寒则气滞，故以木香理之；虚则气泄，故以肉果固之；用川楝者，以肝肾同居下焦，肝有内火相寄，虽寒盛于下，恐肝家内郁之火不净耳。故此方治寒

疝一证，亦甚得宜。"

（3）来复丹

①来源：《太平惠民和剂局方》。

②组成：硝石、硫黄各一两并为细末，入定锅内，以微火慢炒，用柳篦子手搅，令阴阳气相入，不可火太过，恐伤药力，再研极细，名二气丹、太阴玄精石（研飞）、舶上硫黄（用透明不夹沙石者）各一两，五灵脂（须择五台山者，用水澄去沙石，晒干）、青皮（去白）、陈皮（去白）各二两。

③用法用量：上为末，蒸饼为丸，如梧桐子大。每服三十丸，白汤送下。

④功能主治：功能和济阴阳，理气止痛，祛痰开闭。主治心肾不交，上盛下虚，痰厥气闭，心腹冷痛，大便泄泻。方中硫黄辛热，补火助阳，下气除寒；硝石苦寒，泄火通肠，二药相合，阴阳互济，以降逆通闭；玄精石咸寒，滋阴降火引虚火下降；青皮、陈皮理气通滞，使气闭得通，气行则痰消，陈皮又能燥湿化痰；五灵脂甘温，善治心腹冷气，散瘀止痛，引浊阴之物下行。本方诸药合用，使下元阴阳得补，寒散痰消，中焦气机调畅，肾水上济于心，心火下交于肾，相火不妄行，诸证自除。《成方便读·卷三·清暑之剂》云："治伏暑阴阳乖隔，中脘不通而为霍乱等证。夫阴阳乖隔，清浊相干，以致中脘不通而为霍乱者，必用分利阴阳之品而两治之。硫黄，大热之物，火之精也；朴硝，大寒之物，水之精也。二物各禀阴阳之偏胜，皆能利大肠，以之同炒而治阴阳互结之邪，颇为得当。然病因伏暑而起，暑乃君火之气，最易伤阴。故以元精石禀太阴之精者，复其阴而退其暑。但暑必兼湿，故用青皮、陈皮疏其气而燥其湿。如五灵脂者，以其浊阴之物能引吾身中浊阴之物同归下窍，以类相从也。用火硝者，亦各有理，故药店皆用之。"

8. 八神来复丹

出处:《证治要诀类方·卷之四》。

组成:硝石一两,硫黄一两(透明者,同硝石为末,瓷瓦器内慢火炒,用柳木槌搅,不可猛火以伤药力,研极细),太阴玄精石(研飞)一两,五灵脂(水澄去砂石,晒)、青皮、陈皮、小茴香、沉香、木香、南星各一两。

用法:上为末,面糊为丸,如梧桐子大。每服二十丸,空心米饮下。

主治:停饮伏痰。

处方特点:戴思恭在《秘传证治要诀·卷之六·诸嗽门·停饮伏痰》中指出:"来白丸,如和以八神来复丹,即名青神丸,此非特治痰饮,尤甚疗喘嗽、呕吐逆、翻胃。"本方主治证为停饮伏痰。方中硫黄辛热,补火助阳,下气除寒;硝石苦寒,泄火通肠,二药相合,阴阳互济,以降逆通闭;玄精石咸寒,滋阴降火引虚火下降;南星燥湿化痰,祛顽痰之力极佳;青皮、陈皮、木香、茴香、沉香理气通滞,使气闭得通,气行则痰消,陈皮又能燥湿化痰;五灵脂甘温,善治心腹冷气,散瘀止痛,引浊阴之物下行;寒则气滞,故以木香理之。本方集众多理气药于一方,其温通行气通滞之力颇强,气顺则一身之津液亦随气而顺矣。

9. 普贤正气散

出处:《证治要诀类方·卷之四》。

组成:苍术、厚朴、陈皮、甘草、藿香、半夏、葱白、黑豆。

用法:加生姜、大枣,水煎服。

主治:湿浊内停兼表寒证。

处方特点:戴思恭在《秘传证治要诀·卷之五·诸痛门·腰痛》中指出:"腰痛……若因劳役负重而痛,宜用和气饮,或普贤正气散。"脾为太阴湿土,居中州而主运化,其性喜燥恶湿,湿与脾关系密切,湿邪最易伤中焦脾胃，脾虚生湿，湿盛伤脾。湿阻中焦，脾失健运，水湿为之不化而聚，水谷为之不消而滞，遂形成"水反为湿，谷反为滞"之湿、滞之证，气机受阻，故见脘腹胀满、食少无味；胃失和降，气机上逆则见呕吐恶心呕吐、嗳气吞酸；湿为阴邪，其性重着黏腻，故为肢体沉重、怠惰嗜卧；湿邪下注肠道，则为泄泻；治当燥湿运脾为主，兼以行气和胃，使气行则湿化。方中苍术辛香苦温，善燥湿健脾，厚朴苦温，行气除满，其苦味兼能燥湿，助苍术除湿运脾；陈皮，理气化滞，燥湿健脾，合厚朴以复脾胃之升降；甘草甘缓和中，调和诸药；煎加生姜、大枣，以生姜温散水湿且能和胃降逆，大枣补脾益气增甘草培土制水之功，生姜、大枣相合尚能调和脾胃。诸药相合，有"治湿先顺气，气顺湿自消，治胃在运脾，脾运胃自健"之意，可使湿浊得化，气机条畅，胃气平和。不换金正气散由平胃散加藿香、半夏二味而成，较平胃散言，其燥湿和胃、降逆止呕之力益佳，且兼具解表之功。普贤正气散以不换金正气散为基础方，加生姜、葱白解表散寒，生姜兼温胃止呕，黑豆调中下气，即成普贤正气散。

10. 白及枇杷丸

出处:《证治准绳·类方》。

组成: 白及一两，枇杷叶（去毛，蜜炙）五钱，藕节五钱，上为细末，另以阿胶五钱锉如豆大，蛤粉五钱炒成珠、生地黄自然汁调之，火上炖化，入前药为丸，如龙眼大。

用法: 每服一丸，嚼化。

主治: 劳瘵咯血。症见咳嗽咯血，口干咽燥，舌质红，脉细数。

处方特点: 戴思恭在《秘传证治要诀·卷之四·诸血门·咯血》中指出："劳瘵吐、咯血……因饱屈身，伤肺吐血者，白及枇杷丸，或白及莲须散。"劳瘵主要为阴虚所致。方中白及、藕节收敛止血，擅于治疗肺部出血；阿胶止血，润肺滋阴；枇杷叶清肺祛痰，利气止咳；生地黄养阴清热。

诸药合用，共奏止咳止血、养阴清肺之功效。

11. 还魂丹

出处：《证治要诀类方·卷之四》。

组成：麻黄三两，桂枝二钱，杏仁十二粒。

用法：上作一服，水煎，灌下即醒。

主治：中恶已死。

处方特点：戴思恭在《秘传证治要诀·卷之一·诸中门·中恶》中指出："中恶之证，因冒犯不正之气，忽然手足逆冷，肌肤粟起，头面青黑，精神不守，或错言妄语，牙紧口噤，或头旋晕倒，昏不知人，即此是卒厥客忤。飞尸鬼击、吊死问丧、入庙登冢，多有此病。"中恶是由于正气亏虚，外感不正之气所致的猝然昏倒。方中麻黄辛、微苦，温，桂枝辛、甘，温，辛味药有发散、行气、行血作用，麻黄、桂枝相配，能使外感不正之气从体内发散外出；麻黄宣肺，杏仁降肺，二者相配，使肺气宣降协调，气机调畅，且杏仁能扶助人体真气，三药相伍，共奏扶助正气，祛散不正之气之功效。

12. 太乙膏

出处：《证治要诀类方·卷之四》。

组成：玄参、白芷、当归、肉桂、大黄、赤芍药、生地各一两。

用法：上切片，麻油二斤浸，春五日，夏三日，秋七，冬十，煎熬去渣，取净油再熬，次下黄丹，不住手搅，滴水不散为度。用时，隔火炖烊，摊于纸上，随疮口大小敷贴患处。

主治：一切痈疮。

处方特点：戴思恭在《秘传证治要诀·卷之十一·疮毒门·痈疽疖毒》中指出："肠痈，即肠中生痈也。腹中疗痛，其始发热恶寒，症状难辨。因下脓血乃觉，或小腹肿满，或小便涩滞，或脓从脐出，宜吞太乙膏。"太乙膏治疗一切痈疮。方用大黄、生地黄、玄参、赤芍清热凉血，化瘀解毒散结，用治瘀热之壅，消肿散结，当归、赤芍、肉桂、白芷等活血止痛排脓，诸药合用，共奏清火消肿与拔毒生肌之功。

（二）古方新用

戴思恭作为临床大家，医术精湛，师古而不泥古，勤于临床，立方遣药，不固守成方，不墨守成规。临证善于运用古方化裁治疗疾病，且颇多发挥，在临床实践中扩大了古方适应病证。现举例如下。

1. 二陈汤

来源：《太平惠民和剂局方》。

类别： 祛痰剂。

组成： 半夏（汤洗七次）、橘红各五两，白茯苓三两，甘草（炙）一两半。

用法： 每服四钱，用水一盏，生姜七片，乌梅一个，同煎六分，去滓，热服，不拘时候。

主治： 痰湿证。咳嗽痰多，色白易咯，恶心呕吐，胸膈痞闷，肢体困重，或发为寒热，或因食生冷，脾胃不和，或头眩心悸，舌苔白滑或腻，脉滑。

临证发挥： 戴思恭在《秘传证治要诀·伤食》指出："食过多而伤，停留中脘，闻食气则呕。二陈汤加砂仁一钱。未愈，更加丁香半钱。""诸痞塞及噎膈，乃是痰为气所激而上，气又为痰所膈而滞，痰与气搏，不能流通，并宜用二陈汤，加枳实、缩砂仁各半钱，木香一钱。"（《秘传证治要诀·痞塞》）"心瘥，有痰饮所致，俗名饮瘥。有胃口热，食易消，故瘥。亦类消中之状，俗名肚瘥。痰气，宜小半夏茯苓汤，加枳实一钱。胃中热，宜二陈汤，加黄连一钱。"（《秘传证治要诀·心瘥》）"凡诸嗽，未审内外所感，并宜二陈汤加杏仁、五味、人参各半钱。"（《秘传证治要诀·嗽证》）

"有嗽吐痰，与食俱出者，此盖饮食失节，致肝气不利，而肺又有客邪。肝浊道、肺清道，清浊相干，宜二陈汤加木香、杏仁、细辛、枳壳各半钱。"（《秘传证治要诀·嗽证》）"外有吐泻及痢疾，或腹冷痛，进热剂太骤，以致呕逆，宜二陈汤加砂仁、白豆蔻各半钱，甚则入沉香少许。"（《秘传证治要诀·呕吐》）"食呕，多因七情而得，有外感邪气并饮食不节而生。大概治以理中为先，二陈汤加枳实一钱，或加南星七分，沉香、木香各四分亦好；故翻胃人，胸膈多为冷气所痞，二陈汤加丁香十粒，枳壳半钱"。（《秘传证治要诀·呕吐》）

2. 小柴胡汤

来源：《伤寒论》。

类别：和解剂。

组成：柴胡半斤，黄芩三两，人参三两，甘草（炙）三两，半夏（洗）半升，生姜（切）三两，大枣（擘）十二枚。

用法：上七味，以水一斗二升，煮取六升，去滓，再煎，取三升，温服一升，日三服。

主治：伤寒少阳证。邪伏半表半里，症见往来寒热，胸胁苦满，默默不欲饮食，心烦喜呕，口苦，咽干，目眩，舌苔薄白，脉弦者；妇人中风，热入血室。经水适断，寒热发作有时。疟疾、黄疸等病而见少阳证者。

临证发挥：戴思恭在《秘传证治要诀·伤风寒》中指出："若胸胁俱痛，头疼、耳聋、口苦，或渴或呕，大小便或利或不利，往来寒热如疟。此属少阳证，宜小柴胡汤。嗽加北五味子半钱；渴甚加栝楼根半钱；不渴而外有热者，加桂枝半钱；自汗而尚恶风者，以小柴胡汤半帖，加桂枝汤半帖。""如妇人病中，经水适来，或经水失断，此为热入血室，其血必结。故使寒热往来如疟，昼则明了，夜则谵语，宜小柴胡汤，或加生地黄半钱。"（《秘传证治要诀·伤风寒》）"治热嗽以小柴胡汤，加五味子。"（《秘传证治要诀·嗽证》)"应汗多而发虚热者，不当泥于热，宜用收敛之剂。汗出而有邪热者，其人若不渴，小柴胡汤加桂枝半钱最良。"(《秘传证治要诀·盗汗自汗》)

3. 温胆汤

来源：《三因极一病证方论》。

类别：祛痰剂。

组成：半夏（汤洗七次），竹茹，枳实（麸炒，去瓤，）各二两，陈皮三两，甘草（炙）一两，茯苓一两半。

用法：上锉为散，每服四大钱，水一盏半，加生姜五片，大枣一枚，煎七分，去滓，食前服。

主治：胆胃不和，痰热内扰证。胆怯易惊，虚烦不眠，或呕恶呃逆，或眩晕，或癫痫等，苔白腻微黄，脉弦滑。

临证发挥：戴思恭《秘传证治要诀·惊悸》中指出："若惊悸眠多异梦，随即惊觉者，宜温胆汤加酸枣仁、莲肉各一钱，以金银花煎下十四友丸，或镇心丹、远志丸，酒调妙香散。""失志者，由所求不遂，或过误自咎，懊恨嗟叹不已，独语书空，若有所失，宜温胆汤去竹茹，加人参、柏子仁各一钱，下定志丸，仍佐以酒调辰砂妙香散。"(《秘传证治要诀·怔忡》)"痰者，宜温胆汤减竹茹一半，加南星、炒酸枣仁各半钱，下青灵丹。"(《秘传证治要诀·不寐》)

4. 藿香正气散

来源：《太平惠民和剂局方》。

类别：祛湿剂。

组成：大腹皮、白芷、紫苏、茯苓（去皮）各一两，半夏曲、白术、陈皮（去白）、厚朴（去粗皮，姜汁炙）、苦桔梗各二两，藿香（去土）三两，甘草（炙）二两半。

用法：上为细末，每服二钱，水一盏，生姜三片，大枣一枚，同煎至七分，热服，如欲出汗，衣被盖，再煎并服。

主治：外感风寒，内伤湿滞证。霍乱吐泻，肠鸣泄泻，倦怠嗜卧，恶寒发热，头痛，胸膈满闷，脘腹疼痛，舌苔白腻，脉浮或濡缓，以及山岚瘴疟等。

临证发挥：戴思恭《秘传证治要诀·中恶》中指出："霍乱之病，挥霍变乱，起于仓卒，与中恶相似，俗呼为触恶。但有吐利为异耳。其证胸痞腹疠，气不升降，甚则手足厥逆，冷汗自出，或吐而不泻，或泻而不吐，或兼作吐泻，或吐泻不透，宜苏合香丸以通其痞塞，继进藿香正气散加木香半钱。""腹痛之病，所感不一，或因寒热，或因暑湿，或因饮食饥饱，不问何证，皆可用藿香正气散加木香半钱。"（《秘传证治要诀·腹痛》）"若冷痛，用温药不效，痛愈甚，大便不甚通，当微利之，用藿香正气散，每服加官桂、木香、枳壳各半钱，吞下来复丹，或用苏感丸。"（《秘传证治要诀·腹痛》）"冷秘，由冷气横于肠胃，凝阴固结，津液不通，胃道秘塞，其人肠内气攻，喜热恶寒。宜藿香正气散加官桂、枳壳各半钱，吞半硫丸。"（《秘传证治要诀·大便秘》）"欲吐不吐，欲泻不泻，心腹缠扰，痛不可忍，上下不通，言语不定，如见鬼神，俗谓之干霍乱。先以浓盐汤顿服，次调苏合香丸，吞下来复丹，仍进藿香正气散加木香、枳壳各半钱。"（《秘传证治要诀·中恶》）

5. 苏合香丸

来源：《太平惠民和剂局方》。

类别：开窍剂。

组成：苏合香、龙脑香（即冰片）、熏陆香（即乳香）各一两，麝香（研）、安息香（用好黄酒一升熬膏）、朱砂（研）、青木香、丁香、乌犀屑、白术、沉香、香附、白檀香、荜茇、诃子各二两。

用法：上十五味药研为细末，将安息香膏和蜜，与药末和匀，制成丸药如梧桐子大，用朱砂为衣，每次服四丸，取井华水化服送下，老人、小儿可服一丸，温酒化服也行。

主治：中恶客忤，中寒气闭。症见突然昏倒，不省人事，牙关紧闭，苔白脉迟，或是心腹卒痛，甚则昏厥，或痰迷心窍所致的痰厥昏迷，中风偏瘫，肢体不利。

临证发挥：戴思恭在《秘传证治要诀·中风》中指出："善治风者，以气理风，气顺则痰消。徐理其风，庶可收效。先用麻油调苏合香丸，或用姜汁，或用白汤调。""破伤风者，因皮肉曾有破伤处，风从疮口入。其证项强、牙关紧，状如发痉，不似中风，又似产后角弓反张，用苏合香丸，进防风散、玉真丸。"（《秘传证治要诀·破伤风》）"有因伤暑，遂极饮以冷水，致暑毒留结心胸，精神昏愦，语音不出，煎香薷汤，化苏合香丸服。"（《秘传证治要诀·伤暑》）

6. 苏子降气汤

来源：《太平惠民和剂局方》。

类别：理气剂。

组成：紫苏子、半夏（汤洗七次）各二两半，川当归（去芦）两半，甘草（炙）二两，前胡（去芦）、厚朴（去粗皮，姜汁拌炒）各一两，肉桂（去皮用）一两半。

用法：上为细末，每服二大钱，水一盏半，入生姜二片，枣子一个，紫苏五叶，同煎至八分，去滓热服，不拘时候。

主治：上实下虚之喘咳证。气逆痰阻，喘咳喘息，短气，胸膈痞满，呼多吸少，或腰疼脚软，肢体倦怠，或肢体浮肿，舌苔白滑或白腻，脉弦滑。

临证发挥：戴思恭《秘传证治要诀·吐血》中指出"吐血者，血溢入浊道，留聚膈间，满则吐血，名曰内衄，宜苏子降气汤加人参、阿胶各半钱，下养正丹"，或"因劳力太过。吐血不止，苏子降气汤加人参半钱煎"，"凡为喘、为咳、为呕、为泄、为眩、为晕、心嘈、怔忡、惊悸、为寒热、痛肿、为痞膈、为壅闭，或胸胁间辘辘有声，或背心一片常如水冷，皆痰饮所致。此即如水之壅，有瘀浊臭秽。故善治痰者，不治痰而治气，气顺则一身之津液亦随气而顺矣。并宜苏子降气汤、导痰汤各半帖，和煎"（《秘传证治要诀·停饮伏痰》）。"气秘，而气不升降，谷气不行，其人多噫，宜苏子降气汤加枳壳，吞养正丹，或半硫丸，来复丹。"（《秘传证治要诀·大便秘》）"虚炎，阴阳不升降，下虚上盛，气促喘急，宜苏子降气汤，去前胡，下黑锡丹，或养正丹。"（《秘传证治要诀·虚炎短乏》）"干喘不嗽，不分久远近发，宜苏子降气汤或神秘汤，吞养正丹。"（《秘传证治要诀·哮喘》）

7. 四物汤

来源：《仙授理伤续断秘方》。

类别：补益剂。

组成：当归（去芦，酒浸炒）、川芎、白芍药、熟地黄（酒蒸）各等分。

用法：上为粗末，每服三钱，水一盏半，煎至七分，空心热服。

主治：营血亏虚，血行不畅之病。头晕目眩，心悸失眠，冲任虚损，月经不调，或经闭不行，崩中漏下，产后恶露不下，脐腹疼痛，跌打损伤，腹内积有瘀血，面色、唇爪无华，舌淡，脉细弦或细涩。

临证发挥：戴思恭在《秘传证治要诀·鼻衄》中指出："曾病鼻衄愈后，血因旧路，一月或三四衄，又有洗面而衄，日以为常，此即水不通借路之意，并宜止衄散，茅花煎汤调下；或四物汤，加石菖蒲、阿胶、蒲黄各半钱，煎熟，调火煅石膏末一匙头许，兼进养正丹。前诸证，服不效，大衄不止者，养正丹多服，仍佐以苏子降气汤，使血随气下。""赤白带下，皆因七情内伤，或下元虚冷，感非一端。大率下白带多，间有下赤者，并宜顺气散，吞震灵丹，仍佐艾附丸；或米饮调沙参末。带下不止，成尪羸者，四物汤加煅牡蛎粉半钱，吞固阳丸，多服取效。"（《秘传证治要诀·赤白带》）"经事来而腹痛者，经事不来而腹亦痛者，皆血之不调故也。欲调其血，先调其气，四物汤加吴茱萸半钱，香附子一钱；和气饮加山茱萸半钱，亦可用。"（《秘传证治要诀·经事不调》）"四物汤，妇人要药，于内加吴茱萸半钱或一钱，一应血气病无不治。"（《秘传证治要诀·胎前产后》）

（三）用药特点

戴思恭临证用药经验丰富，其在治火、理气、治郁、治血、治痰、治消渴等方面的用药思路及理论阐述颇具特色，很有参考价值和借鉴意义。

1. 泻火类药

（1）苦寒之药

戴思恭曰："苦寒之味，能泻有余之火耳。"（《金匮钩玄·附录·火岂君相五志俱有论》）。兹以黄连、黄柏、黄芩、栀子、赤芍、柴胡、知母为例论述。

戴思恭在《金匮钩玄·附录·火岂君相五志俱有论》中指出："君火者，心火也，可以湿伏，可以水灭，可以直折，惟黄连之属可以制之。相火者，龙火也，不可以湿折之，从其性而伏之，惟黄柏之属，可以降之……黄连泻心火，黄芩泻肺火，芍药泻脾火，柴胡泻肝火，知母泻肾火，此皆苦寒之味，能泻有余之火耳。"由此可知，戴思恭认为，黄连、黄柏、黄芩、赤芍、柴胡、知母这些苦寒之药，能泻有余之火。根据药物归经理论，戴思恭认为以脏气司之，黄连泻心火，黄芩泻肺火，芍药泻脾火，柴胡泻肝火，知母泻肾火。此外，山栀子仁"大能降火，从小便泄去，其性能屈曲下行降火，人所不知"（《金匮钩玄·火》）。

（2）甘温之药

戴思恭认为，黄芪、人参、甘草等甘温之药，能治气虚发热。"若饮食劳倦，内伤元气，火不两立，为阳虚之病，以甘温之剂除之，如黄芪、人参、甘草之属。"（《金匮钩玄·附录·火岂君相五志俱有论》）

（3）甘寒之药

戴思恭在临床上，喜用甘寒之药治疗虚火，如生地黄、当归等。《金匮钩玄·附录·火岂君相五志俱有论》曰："若阴微阳强，相火炽盛，以乘阴位，日渐煎熬，为火虚之病，以甘寒之剂降之，如当归、地黄之属。"《金匮钩玄·卷第一·火》曰："有补阴即火自降者，炒黄柏、地黄之类。"

（4）咸冷之药

戴思恭在临床上针对实热证，喜用大黄、朴硝。若"心火亢极，郁热内实，为阳强之病，以咸冷之剂折之，如大黄、朴硝之属"（《金匮钩玄·附录·火岂君相五志俱有论》）。

（5）壮水之药

戴思恭在临床上，针对肾阴亏虚，虚火上炎之证，喜用生地黄、玄参以壮水。见"若肾水受伤，其阴失守，无根少火，为水虚之病，以壮水之剂制之，如生地黄、玄参之属"（《金匮钩玄·附录·火岂君相五志俱有论》）。

（6）温热之药

戴思恭在临床上针对肾阳虚衰之证，喜用附子、干姜等温热之药以补阳。见"若右肾命门火衰，为阳脱之病，以温热之剂济之，如附子、干姜之属"（《金匮钩玄·附录·火岂君相五志俱有论》）。

（7）升散之药

戴思恭在临床上针对脾胃气虚、清阳不升之证，喜用升麻、干葛根、柴胡、防风等升散之药以升发阳气。"若胃虚过食冷物，抑遏阳气于脾土，

为火郁之病，以升散之剂发之，如升麻、干葛、柴胡、防风之属。"（《金匮钩玄·附录·火岂君相五志俱有论》）

（8）缓泻之药

戴思恭针对"气有余便是火"的病证，主张用生甘草、人参、白术等缓泻之药。见"火急甚重者，必缓之，生甘草兼泻兼缓，人参、白术亦可"（《金匮钩玄·卷第一·火》）。

2. 理气类药

戴思恭针对气滞的实证，指出用理气类药应注意药物的四气五味及药物归经，并且理气类药不可过剂，过剂则易损真气，应中病即止。其曰："枳壳利肺气，多服损胸中至高之气；青皮泻肝气，多服损真气。与夫木香之行中下焦气，香附之快滞气，陈皮之泄气，藿香之馨香上行胃气，紫苏之散表气，浓朴（厚朴）之泻卫气，槟榔之泻至高之气，沉香之升降其气，脑麝（麝香）之散真气。"（《金匮钩玄·附录·气属阳动作火论》）

3. 治血所宜药

（1）血滞所宜药

戴思恭对于血滞之证，常喜用桃仁、红花、苏子、血竭、牡丹皮、川芎、当归等活血化瘀。如"桃仁、红花、苏子、血竭、牡丹皮者，血滞所宜"，又如"夫川芎血中之气药也，通肝经，性味辛散，能行血滞于气也……当归分三治，血中主药，通肾经，性味辛温，全用能活血，各归其经也"（《金匮钩玄·附录·血属阴难成易亏论》）。

（2）血崩所宜药

戴思恭针对血崩之证，主张使用蒲黄、阿胶、地榆、百草霜、棕榈炭以止崩。提出"蒲黄、阿胶、地榆、百草霜、棕灰者，血崩所宜"（《金匮钩玄·附录·血属阴难成易亏论》）。

（3）血痛所宜药

戴思恭针对瘀血导致疼痛的病证，主张用乳香、没药、五灵脂、凌霄花等药以活血止痛。提出"乳香、没药、五灵脂、凌霄花者，血痛所宜"（《金匮钩玄·附录·血属阴难成易亏论》）。

（4）血虚所宜药

戴思恭临床针对血虚证，主张用人参补气以生血，同时用肉苁蓉、锁阳、枸杞子、牛膝、益母草、夏枯草、炒龟甲、熟地黄、白芍等药以补血。其曰："血虚以人参补之，阳旺则生阴血也。""苁蓉、锁阳、牛膝、枸杞子、益母草、夏枯草、败龟者，血虚所宜。""地黄，血中血药也，通肾经，性味甘寒，能生真阴之虚也……芍药，阴分药也，通脾经，性味酸寒，能和血气腹痛也。若求阴药之属，必于此而取则焉。"（《金匮钩玄·附录·血属阴难成易亏论》)

（5）血寒所宜药

戴思恭临床针对血寒证，主张用干姜、肉桂以散血分之寒。指出"干姜桂者，血寒所宜"（《金匮钩玄·附录·血属阴难成易亏论》）。

（6）血热所宜药

戴思恭针对临床出现的血热证，主张用生地黄、苦参清热凉血。指出"生地黄、苦参，血热所宜"（《金匮钩玄·附录·血属阴难成易亏论》）。

4. 治郁所宜药

（1）气郁所宜药

戴思恭针对气郁证出现的胸胁痛，脉沉涩，宗朱丹溪治气郁之药，喜用香附、苍术、川芎。明确提出"气郁：香附子、苍术、川芎"（《金匮钩玄·卷第一·六郁》）。

（2）湿郁所宜药

戴思恭针对湿郁证出现的周身走痛，或关节痛，遇阴寒则发，脉沉细等，宗朱丹溪治湿郁之药，喜用苍术、川芎、白芷。明确提出"湿：苍术、川芎、白芷"（《金匮钩玄·卷第一·六郁》）。

（3）痰郁所宜药

戴思恭针对痰郁证出现的动则即喘，寸口脉沉滑等临床表现，宗朱丹溪治痰郁之药，主张用海浮石、香附、胆南星、瓜蒌皮。明确提出"痰：海石、香附、南星、瓜蒌"（《金匮钩玄·卷第一·六郁》）。

（4）热郁所宜药

戴思恭针对热郁证出现的瞀瘛，小便赤，脉沉数等临床表现，宗朱丹溪治热郁之药，主张用青黛、香附、苍术、川芎、栀子。提出"热：青黛、香附、苍术、川芎、栀子"（《金匮钩玄·卷第一·六郁》）。

（5）血郁所宜药

戴思恭针对血郁证出现的四肢无力，能食，便红，脉沉等临床表现，宗朱丹溪治血郁之药，主张用桃仁、红花、青黛、川芎、香附。明确提出"血：桃仁、红花、青黛、川芎、香附"（《金匮钩玄·卷第一·六郁》）。

（6）食郁所宜药

戴思恭针对食郁证出现的嗳酸，腹饱不能食，人迎脉平和，气口脉紧盛等临床表现，宗朱丹溪治食郁之药，主张用苍术、香附、醋炒针沙、山楂、炒神曲。明确提出"食：苍术、香附、醋炒针沙、山楂、炒神曲，春加芎，夏加苦参，秋冬加吴茱萸"（《金匮钩玄·卷第一·六郁》）。

5. 化痰类药

（1）湿痰所宜药

戴思恭治疗湿痰，宗其师朱丹溪治湿痰之药，喜用苍术。因苍术辛、苦、性温，归脾、胃、肝经，功能燥湿健脾，祛风湿，戴思恭明确提出"湿痰用苍术"（《金匮钩玄·卷第一·痰》）。

（2）老痰所宜药

戴思恭治疗老痰，宗其师朱丹溪治老痰之药，喜用海石、半夏、瓜蒌、香附、五倍子。明确提出"老痰，海石、半夏、瓜蒌子、香附、五倍子"（《金匮钩玄·卷第一·痰》）。

（3）热痰所宜药

戴思恭治疗热痰，宗其师朱丹溪治热痰之药，喜用青黛、黄连。明确提出"热痰用青黛、黄连"（《金匮钩玄·卷第一·痰》）。

（4）食积痰所宜药

戴思恭治疗食积痰，宗其师朱丹溪治食积痰之药，喜用神曲、麦芽、山楂。明确提出"食积痰，神曲、麦芽、山楂子"（《金匮钩玄·卷第一·痰》）。

（5）内伤夹痰所宜药

戴思恭治疗内伤夹痰，宗其师朱丹溪治内伤夹痰之药，喜用人参、黄芪、白术。明确提出"内伤挟痰，必用人参、黄芪、白术之属，多用姜汁传送，或用半夏之属，虚甚者，宜加竹沥"（《金匮钩玄·卷第一·痰》）。

6. 治消渴所宜药

（1）漏风而渴所宜药

戴思恭治疗漏风而渴，宗刘完素治漏风而渴之药，喜用牡蛎、防风、白术。其曰："《宣明论》立方著于诸症条下者，具治漏风而渴，用牡蛎、防风、白术，先治漏风为急。"（《推求师意·卷之上·杂病门·消渴》）

（2）心移寒于肺所宜药

戴思恭治疗心移寒于肺，宗刘完素治心移寒于肺之药，喜用人参、黄芪、熟地黄、北五味子、桑白皮、麦门冬、枸杞子等。其曰："若心移寒于肺为肺消，则以心火乘肺伤其气血为急，所移之寒，非正当其邪也，故用参、芪、熟苄（即地黄）、北五味、桑皮、麦门冬、枸杞，先救血气之衰，

故不用寒药泄内热也。"(《推求师意·卷之上·杂病门·消渴》)

（3）心移热于肺传为膈消所宜药

戴思恭治疗心移热于肺传为膈消，宗刘完素治心移热于肺传为膈消之药，以治疗肺热为主，常用麦门冬、栝楼、知母、甘草、北五味、生地黄、葛根、人参、天花粉等药，尤喜用天花粉，谓"栝楼根治消渴神药"（《金匮钩玄·卷第一·消渴》）。其曰："若心移热于肺传为膈消，则以肺热为急，用麦门冬治肺中伏火为君，栝楼实、知母泄热为臣，甘草、北五味、生苄、葛根、人参生津液益气血为佐。"（《推求师意·卷之上·杂病门·消渴》）

（4）心火上炎于肺所宜药

戴思恭治疗心火上炎于肺，宗刘完素治心火上炎于肺之药，喜用茯神、竹叶、麦门冬。其曰："心火上炎于肺，必由心有事会，不得其正，以致其脏气血之虚，故厥阴之火上逆，所以用茯神安心定志养神，竹叶、麦门冬之凉以安其宅，则火有所归息矣。"（《推求师意·卷之上·杂病门·消渴》）

三、临证验案分析

戴思恭临证经验丰富，临床疗效卓著，辨证精准，立法处方，"加减用药，取效如神"，善治疑难杂证，但医案记载及流传较少。本书撷取《秘传证治要诀》《推求师意》及《续名医类案》等著作中戴思恭本人临证实践中具有临床特色的医案，以飨读者。

（一）内科病医案

1. 伤风寒案

案例 1

曾有病人发热畏寒，身疼头痛，医谓太阳证，以五积散表之。六日后，发渴谵语，大便自得病竟不通，用小柴胡汤，继以大柴胡汤。得利后，忽四肢逆冷，舌卷囊缩，气息喘急，面里睡卧，用真武汤，利不止，而病如故，遂用附子理中汤、四逆汤，方得利止，手足稍温，当夜帖然。次日忽又发热，谵语口渴，小便赤痛。又经六七日，大便仍复不通，再用润肠丸，通得大便，而诸证不减。后来只用温胆汤加人参，及减桂五苓散，久而渐愈。此病用凉药则阴胜，用温药则阳胜，随手辄变，皆是用之过也。若四逆之后，阳证仍复，医苟不审，再用大柴胡、承气之属，必又复为阴。所以终收功于温胆汤、五苓散，以平稳故也。故出为用药太过之戒。

——《秘传证治要诀·卷之二·诸伤门·伤风寒》

按语： 此案为用药太过所致。患者发热畏寒，身疼头痛，医者以为太阳证，用五积散表之。后出现发渴谵语，大便秘结，医者又用大、小柴胡汤治之，由于用凉药过度，患者又出现下利，四肢逆冷，舌卷囊缩，气息喘急，面里睡卧，医者用真武汤效不佳，后用附子理中汤、四逆汤下利止，由于用温药太过，患者又出现发热，谵语口渴，小便赤痛，大便不通，再用润肠丸，通得大便，而诸证不减。医者用温胆汤合五苓散减桂枝加人参，久而渐愈。本案始因医者用药太过所致，"用凉药则阴胜"，"用温药则阳胜"，后用温胆汤合五苓散加减而愈，是用药平稳而收功。医者择药治病，药量过小，药不及病，尚可加大药量以达药效；但用量过大，虽可祛除病邪，但亦伤正，为害甚远，不可取也。

案例 2

曾治邻叟范家，身热，头略不痛，进小柴胡汤八服才愈。

——《秘传证治要诀·卷之二·诸伤门·伤风寒》

按语： 此案以方测证，应为少阳证。虽只提及患者有身热，头略不痛，戴思恭用小柴胡汤八剂才愈，以方测证，知其应有伤寒少阳证。小柴胡汤具和解少阳之功，可使上焦得通，津液得下，胃气和。仲景曰："但见一证便是，不必悉具"。本案立足于方证对应，医者临证应"谨守病机"，"有是证，用是方"，方能一矢中的。

案例 3

又记有人初病具太阳证而呕，一家少长，患状悉类，进养胃汤八服，无不立效。此时行之气，适然如此。是为伤寒杂病，又非可以正经伤寒律之。

——《秘传证治要诀·卷之二·诸伤门·伤风寒》

按语：此案为时行感冒。患者初具太阳证而呕，究其病因病机，初始考虑为外感风寒，内伤生冷，似为太阳兼少阳合病，但患者一家少长，患状悉类，此为时行之气导致的时行病，具有传染性。遂进能治四时瘟疫的养胃汤而愈。本案立足于一家少长，患状悉类，治以能治四时瘟疫的养胃汤而获效。

2. 疟病案

一富家子，年壮病疟，自卯足寒，至酉分方热，至寅初乃休，一日一夜，止苏一时。因思必为入房感寒所致，问云：九月暴寒，夜半有盗，急起不着中衣，当时足即冷，十日后疟作。盖足阳明与冲脉合宗筋会于气街，入房太甚则足阳明与冲脉之气皆夺于所用，其寒乘虚而入，舍于二经；二经过胫，会足跗上，于是二经之阳气益损，不能渗荣其经络，故病作，卒不得休。因用参、术大补，附子行经，加散寒以取汗。数日不得汗，病如前。因思足跗道远，药力难及，再以苍术、川芎、桃枝煎汤，盛以高桶，扶坐，浸足至膝。食顷，以前所服药饮之，汗出通身病愈。

——《推求师意·卷之上·杂病门·疟》

按语：此案为入房太甚，感寒致疟。该患者壮年，九月暴寒，夜半有盗，急起不着中衣，当时足即冷，十日后疟作。症见自卯足寒，至酉分方热，至寅初乃休，一日一夜止苏一时。此乃入房太甚，致足阳明胃经与冲脉之气亏虚，寒邪乘虚侵犯二经，二经过胫，会足跗上，于是二经之阳气益损，不能渗荣其经络，故疟病发作，卒不得休。故其治当补虚散寒。考量开始用人参、白术大补以强胃气，附子行经，加散寒以取汗，数日不得汗，病如前，是因足跗道远，药力难及。遂再用苍术、川芎、桃枝煎汤，盛以高桶，扶坐，浸足至膝，又以前所服药饮之，汗出通身病愈。此乃用药切中病情，内外合治之实例。

3. 疟病兼咳嗽案

一老人疟、嗽半载，两尺脉数有力，色稍枯，盖服四兽饮等剂，中焦湿热下流，伏结于肾，以致肾水上连于肺，故疟、嗽俱作。参、术、芩、连、升麻、柴胡调中一二日，与黄柏丸两日，夜梦交通。此肾热欲解，故从前阴精窍而走散。无忧也，次日疟、嗽顿止。

——《推求师意·卷之上·杂病门·疟》

按语： 此案为湿热下注于肾，循经犯肺，致疟、嗽俱作。患者疟、嗽半载，两尺脉数有力，色稍枯。此乃湿热下注于肾，循经犯肺。考量患者初服具有健脾化痰、补虚截疟作用的四兽饮，致"中焦湿热下流，伏结于肾，以致肾水上连于肺"，其治之误在于误服四兽饮。故其治当予补中祛湿清热，泻肾火凉血热。戴思恭予人参、白术、黄芩、黄连、升麻、柴胡补中祛湿清热，并予泻肾火、凉血热的黄柏丸，服后使"肾热从前阴精窍而走散"而愈。本案立足于中焦湿热下流，伏结于肾，以致肾水上连于肺，治以补中祛湿清热，泻肾火凉血热而获效。

4. 咳血案

案例 1

余尝治三人，不咳唾而血见口中，从齿缝舌下来者，每用滋肾水、泻相火治之，不旬日而愈。

——《推求师意·卷之上·杂病门·咳血》

按语： 此案为肾阴亏虚，虚火上炎，致不咳唾而血见口中，从齿缝舌下下而来。此乃肾水不足，相火妄动。故其治法当"滋肾水、泻相火"，戴思恭云："肺不独咳血，而亦唾血。盖肺主气，气逆为咳；肾主水，水化液为唾。肾脉上入肺，循喉咙挟舌本，其支者从肺出，络心注胸中，故二脏相连，病则俱病，于是皆有咳唾血也。"不咳唾而血见口中，当责之肾。本案立足于肾阴亏虚，虚火上炎，治以"滋肾水、泻相火"而获效。

案例2

又治一人，因忧病咳唾血，面黧黑色，药之不效。曰：此必得喜可解。其兄求一足衣食地处之，于是大喜，即时色退，不药而瘳。《经》曰：治病必求其本。又曰：无失气宜。是知药之治病，必得其病之气宜，苟不察其得病之情，虽药亦不愈也。

——《推求师意·卷之上·杂病门·咳血》

按语：此案为忧郁过度，致咳唾血。患者因忧病咳唾血，面黧黑色。经用药医治，而不效。此乃肺肾同病，但肺为根本。《素问·阴阳应象大论》曰："治病必求其本。"又曰："无失气宜。是知药之治病，必得其病之气宜，苟不察其得病之情，虽药亦不愈也。"故其治当采用情志疗法，以情胜情。肺在志为忧，心在志为喜。根据五志之间的相胜关系，知"喜胜忧"，此乃情志疗法之准则。肺病既除，肾病亦可愈。故可不药而瘳。此乃以情胜情，不药而愈之实例。

5. 发热案

案例1

愚曾治患人，每至晡时发热，五更复退，而大便自利，用姜附辛热剂而愈。沈其姓之子。乃所亲见而亲试者也。

——《秘传证治要诀·卷之二·诸伤门·伤风寒》

按语：此案为真阳不足，致晡时发热。患者症见每至晡时发热，五更复退，而大便自利，此乃真阳不足。若日晡所发潮热者，腹满硬痛拒按，大便燥结，舌苔黄燥等，此属阳明证，当用下法。而此患者虽有日晡潮热，但在五更复退，且大便自利，证属真阳不足，知非为下法之适应证。故其治法当补火助阳，用姜附辛热剂而愈。本案立足于真阳不足，治以补火助阳而获愈。

案例2

一人年二十，于四月病发热，脉浮沉皆有，不足意，其间得洪数一种，随热进退，彼时知非伤寒也。因问必是过饮酒毒在内，今为房劳，气血虚乏而病作耶？曰：正月间，每晨饮烧酒，吃大肉近一月矣！予得病情，遂用补气血药，加干葛以解酒毒。服一帖，微汗，反懈怠，热如故。因思是病气血皆虚，不禁葛根之散，必得枸椇子方可解也。偶有一小枝在书册中，幸不腐烂而干，加前药内，煎服，一帖而愈。孙真人云：医者，意也。但患病情察之未到，药味思之未得，若病药两投，何患不瘳！

——《推求师意·卷之上·杂病门·饮酒发热》

按语：此案为过量饮酒导致发热。患者正月间，每晨饮烧酒，吃大肉近一月而致病发热。症见发热，脉浮沉皆有，不足意，其间得洪数一种，随热进退，此病属过量饮酒，气血亏虚。究其发热之机制，乃"过饮酒毒在内，今为房劳，气血虚乏而病作"。故其治法当补益气血，兼解酒毒。遂用补气血药，加干葛根以解酒毒。然患者本已气血亏虚，不经葛根之散，发热如故，后取枸椇子加前药内，枸椇子具温和之性，兼能解酒毒，故可一帖而愈，虽一味之别，确疗效甚殊。此乃"但患病情察之未到，药味思之未得，病药两投"之实例。

案例3

留守卫吏陆仲容妻患病发热，幻视见鬼神，手足掣动，其他医生用黄连清心汤无效。邀思恭诊视，说："形疲而色不泽，乃虚热耳。法当以李杲甘温除大热之法为治。即《内经》所谓'损者温之'。"服以参芪而转危为安。

——《童话中医·孟景春解析古今名医趣案》

按语：此案为气虚发热。患者发热，幻视见鬼神，手足瘈动，医者用黄连清心汤治疗，而不效。症见发热，形疲而色不泽。此乃脾胃气虚，阴火内生。考量前医但知清热，却不分虚实，犯"实实虚虚"之戒。其治之误在于用黄连清心汤治疗虚热。法当以李杲甘温除大热之法为治。故其治法当益气健脾、甘温除热。随后服以参芪而转危为安。此乃甘温除大热之实例。

案例 4

戴原礼治松江诸仲文，盛夏畏寒，常御重纩，饮食必令极热始下咽，微温即吐。他医投以胡椒煮伏雌之法，日啖鸡者三，病更剧。戴曰：脉数而大且不弱，刘守真云火极似水，此之谓也。椒发三阴之火，鸡能助痰，只益其病耳。乃以大承气汤下之，昼夜行二十余度，顿减纩之半，后以黄连导痰汤加竹沥饮之，竟瘳。

——《续名医类案·卷六·恶寒》

按语：此案为痰火遏郁于里，格阴于外的真热假寒病变。患者盛夏恶寒，重棉不温，饮食稍冷即吐，似为沉寒痼冷之证，然此患者脉数大而不弱，乃为火郁所致，而"火极似水"，可谓真热假寒。前医执泥虚寒，而漫投温剂，用胡椒煮伏雌（母鸡），然"椒发三阴之火，鸡能助痰"，是以火济火，致病情加剧。治疗宜以大承气汤泻实火。又复用黄连导痰汤加竹沥以祛痰火而愈。此切入明辨寒热之真假，思路清晰，故疗效显著。

5. 肺胲案

许先生论梁宽父病右胁肺部也，咳而唾血，举动喘逆者，肺胲也，发热，脉数，不能食者，火来刑金，肺与脾俱虚也。肺脾俱虚而火乘之，其病为逆。如此者，例不可补泻，若补金则虑金与火持而喘咳益增，泻火则虑火不退位而痃癖反盛，正宜补中益气汤先扶元气，少以治病药加之。闻已用药而未获效，必病势苦逆而药力未到也，远期秋凉庶可复耳！盖肺病恶春夏火气，至秋冬火退，只宜于益气汤中，随四时升降寒热及见有症增损服之。或觉气壅，间与加减枳术丸；或有饮，间服《局方》枳术汤。数日逆气少回，逆气回则治法可施，但恐今日已至色青、色赤及脉弦、脉洪，则无及矣！病后不见色、脉，不能悬料。以既愈复发言之，惟宜依准四时用药，以扶元气，庶他日既愈不复发也。其病初感必深，且所伤物恐当时消导尚未尽停滞，淹延变生他症，以至于今，宜少加消导药于益气汤中，庶可渐取效也。

——《推求师意·卷之下·肺胀》

按语： 此案为火来刑金，脾肺气虚，致肺胀。患者病右胁肺部痃癖，咳而唾血，动则气喘，为肺胀。经用汤药治疗，而不效。症见咳而唾血，气喘，发热，不能食，脉数。此乃火来刑金，肺与脾俱虚。考量前医但知补金泻火，其治之误在于"补金则金与火持而喘咳益增，泻火则火不退位而痃癖反盛"。故其治法当补脾益气为主，少佐泻火之品，并依四时用药，以扶元气。遂用补中益气汤先扶元气，少加消导药，希冀"可渐取效"。本案立足于脾肺气虚，治以甘温相济，并依四时用药，扶助元气而缓慢取效。

6.食减中痞案

一人年十七，家贫多劳，十一月病恶寒而吐血两三日，六脉紧涩，一月后食减中痞。医投温胆汤、枳壳汤，三日后发热，口干不渴，口中有痰。予曰：此感寒也。询之，八日前曾于霜中渡水三四次，心下有悲泣事，腹亦饥。遂以小建中汤去芍药，加桔梗、陈皮、半夏，四帖而愈。

——《推求师意·卷之下·小儿门·蛔虫》

按语： 此案为脾胃虚寒，外感寒邪，致食减中痞。患者年仅十七，家贫多劳，十一月病恶寒而吐血两三日，六脉紧涩，一月后食减中痞。且八日前曾于霜中渡水三四次，心下有悲泣事，腹亦饥，经用温胆汤、枳壳汤医治，而不效。症见发热，口干不渴，口中有痰，此乃脾胃虚寒，复感寒邪，加之恰逢情绪低落，内外相合而为病。考量前医但知化痰行气和胃，而未知温中补虚，致脾胃虚弱，内生痰浊，其治之误在于泻实而忽略补虚，方证不符。故其治法当温中补虚，宣肺祛痰。遂用小建中汤加减而愈。方中去芍药是以防闭门留寇。此乃温中补虚，宣肺祛痰并施之实例。

7. 脚气案

一人两足酸重，不任行动，发则肿痛。一日在不发中，诊脉二部皆大，两手如葱管无力，身半以上肥盛。予以其膏粱妄御，嗜恣无穷，精血皆不足，湿热太盛，因用益精血于其下，清湿热于其上。二方与之，或言脚气无补法，故不肯服。三月后痛作，一医用南法治不效，一医用北法泻之，即死于溺器上。吁！不识病之虚实，执方误人多矣。

——《推求师意·卷之上·杂病门·脚气》

按语：此案为精血不足，内蕴湿热，致脚气。患者两足酸重，不任行动，发则肿痛，一日在不发中，诊脉二部皆大，两手如葱管无力，身半以上肥盛。此乃精血不足，内蕴湿热。故而治法当益精血于其下，清湿热于其上。然患者本身医从性差，执迷于"脚气无补法"，而不肯服药。及三月后两足肿痛发作，医者用南法治不效，或用北法泻之，致患者竟然死于溺器上。究其死亡之因，乃医者不知病之虚实，执方误人所致。此乃不知病之虚实，执方误人之实例。

8. 遗精案

案例 1

一人二十余岁，夜读书至四鼓犹未已，遂发此病。卧间茎但著被与腿，便梦精遗，悬空则否，饮食日减，倦怠少气。余以用心太过，二火俱起，夜不得眠，血不归肝，则肾水不足，火乘阴虚，入客下焦，鼓其精房，则精不得聚脏而走失矣。因玉茎著物，犹厥气客之，故作接内之梦。于是上则补心安神；中则调理脾胃，升举其阴；下则益精生阴固阳。不三月而愈。

——《推求师意·卷之上·杂病门·梦遗》

按语：此案为用心太过，肝肾二火俱起，致梦遗。患者二十余岁，夜读书至四鼓犹未已，遂发此病。症见卧间茎但著被与腿，便梦精遗，悬空则否，饮食日减，倦怠少气。此乃脾胃亏虚，心肾不交之证。因患者用心太过，肝肾二火俱起，"血不归肝，则肾水不足，火乘阴虚，入客下焦，鼓其精房"。故其治上则补心安神；中则调理脾胃，升举其阴；下则益精生阴固阳。服药仅三月而愈。本案立足于脾胃亏虚，心肾不交，治以补心安神，调理脾胃，益精生阴固阳而取效。

案例2

一人每夜有梦，余连诊二日脉，观其动静，终不举头，但俯视不正，必阴邪相著，叩之不言其状。遍问随其出入之仆，乃言至庙见侍女，以手抚摩其身久之，不三日遂病。令法师入庙毁其像，小腹中泥土皆湿，其病遂安。此则鬼魅相感耳！

——《推求师意·卷之上·杂病门·梦遗》

按语：此案为鬼魅相感。患者至庙见侍女，以手抚摩其身久之，遂病梦遗。症见每夜有梦，终不举头，但俯视不正，此乃鬼魅相感。其治非药物所能及，故其治法当令法师入庙毁其像，后见小腹中泥土皆湿，其病遂安。此案立足于鬼魅相感，采用祝由之术而获效。

9. 小便不通案

案例1

一人年八旬，小便短涩，分利太过，致涓滴不出。盖饮食过伤，其胃气陷于下焦。用补中益气汤，一服即通。

——《推求师意·卷之上·杂病门·小便不通》

按语：此案为脾胃虚弱，中气下陷，致小便涓滴不出。患者年八旬，小便短涩，分利太过，致涓滴不出。此乃脾气虚弱证，因饮食过伤，其胃气陷于下焦，清气不升，浊阴不降而致。故其治法当用健脾益气，补中升提。遂用补中益气汤而愈。本案立足于脾气虚弱，治以健脾益气，补中升提而获效。

案例 2

一妇年五十，患小便涩，治以八正散等剂，小肠胀急不通，身如芒刺。余以所感霖淫雨，湿邪尚在表，因用苍术为君，附子佐之发表，一服即汗，小便随通。

——《推求师意·卷之上·杂病门·小便不通》

按语：此案为湿邪在表，致小便不通。患者感霖淫雨，出现小便涩，经用八正散等剂医治，而不效。症见小肠胀急不通，身如芒刺。此乃湿邪在表。考量前医用具有清热泻火，利水通淋之八正散，但知清利膀胱湿热，通窍利尿，未知发散在表之湿，致湿邪阻滞气机，则小肠胀急不通，留滞皮肤肌肉之间，则身如芒刺。其治之误在于病因未明，方不对证。故其治应用汗法，发散体表之湿。遂用苍术、附子发其汗而愈。本案立足于湿邪在表，治以发散体表之湿，针对病因施治而获效。

10. 膈噎案

尝治翻胃未至于胃脘干槁者。一少年，食后必吐出数口，却不尽出，膈上时作声，面色如平人。病不在脾胃而在膈间，问其得病之由，乃因大怒未止辄吃曲，即有此症。想其怒甚死血菀于上，积在膈间，碍气升降，津液因聚为痰为饮，与血相拎而动，故作声也。用二陈汤加香附、韭汁、莱菔子，服二日，以瓜蒂散、败酱吐之，再一日又吐，痰中见血一盏，次日复吐，见血一钟而愈。

——《推求师意·卷之上·杂病门·膈噎》

按语：此案为痰浊瘀血阻于膈间，致膈噎。患者少年，因大怒未止辄吃曲，症见食后必吐出数口，却不尽出，膈上时作声，面色如平人，此乃痰浊瘀血阻于膈间，碍气升降，痰与瘀血相而动，致膈上时作声。故而其治法当内服汤药以行气化痰，并用吐法以祛除痰浊瘀血。遂用二陈汤加味以化痰，复以瓜蒂散、败酱以催吐，则痰、瘀得以被祛除而获愈。本案立足于痰浊瘀血阻于膈间，治以内服汤药以行气化痰，并用吐法以祛除膈间之痰瘀而获效。

11. 大风案

案例1

一人面浮油光，微肿色变，眉脱，痒。二世疠风死者三人。与醉仙散，出涎水如盆而愈。

——《推求师意·卷之下·大风》

按语：此案为风毒内侵，伤及气血，致大风。患者症见面浮油光，微肿色变，眉脱，痒。此乃风毒内侵，伤及卫分。"盖以气为阳为卫，血为阴为荣。身半以上，阳先受之；身半以下，阴先受之。"故其治法当祛风解毒，并佐以吐法，"逐出恶气臭秽之毒"。遂用醉仙散吐出涎水如盆而愈。本案立足于风毒内侵，伤及卫分，治以祛风解毒，并佐以吐法而获效。

案例2

一人面肿，色变黑，燥痒，眉须脱落，手足皮燥厚折，痛痒无全肤，有时痒入骨髓，抓至血出，稍止复作，昼夜不眠，与二药则愈。

——《推求师意·卷之下·大风》

按语：此案为风毒内侵，伤及荣分，致大风。患者症见面肿，色变黑，燥痒，眉须脱落，手足皮燥厚折，痛痒无全肤，有时痒入骨髓，抓至血出，稍止复作，昼夜不眠，此乃风毒内侵，伤及荣分。故其治法当祛风解毒，并佐以下法。遂用再造散利下恶血虫物而愈，方中"以大黄引入肠胃荣血之分，利下恶血虫物"。本案立足于风毒内侵，伤及荣分，治以祛风解毒，并佐以下法而获效。

案例3

一妇两足胫疮溃，眉落，与再造散一服愈。年少不能断欲、忌口，一年复发。其前二人不复发者，非能如法调摄，由病得之未深，鼻柱未坏，疮未溃胕故耳！故人抱病，不可不早治也。

——《推求师意·卷之下·大风》

按语：此案为风毒内侵，伤及荣分，致大风。患者症见两足胫疮溃，眉落，此乃风毒内侵，伤及荣分。故其治法当祛风解毒，并佐以下法，"利下恶血虫物"。遂用再造散而愈。然年少不能断欲、忌口，一年复发。病有轻重之分，病轻则易治，病重则难治，不得贻误，若病入膏肓，即使医术精湛恐亦无回天之力。更何况治病非单方面药物所能治愈，需药物和生活调理结合方获良效，愈后不知忌口，不知收敛欲望，肆意骄纵妄为，则致病情反复。此乃愈后不能断欲、忌口，致病情反复之实例。

12. 虫证案

案例1

一人年十八，自小面带微黄，五月间腹大痛。医以小建中加丁香两帖，不效，加呕吐清汁；又与十八味丁香透膈汤两帖，食全不进，痛无休止，如此者五六日；又与阿魏丸百余粒，至夜发热不睡，口却不渴，脉左二部沉弦而数实，痛处不可按；遂与大柴胡汤四帖加甘草下之，痛呕虽减，食犹未进；遂与小柴胡汤去黄芩、人参，加芍药、陈皮、黄连、生甘草，二十帖而愈。

——《推求师意·卷之下·小儿门·蛔虫》

按语：此案为虫积，致腹痛。患者年十八，自小面带微黄，五月间腹大痛，经用汤丸医治，而无效。症见呕吐清汁，食全不进，痛无休止，发热不睡，口却不渴，脉左二部沉弦而数实，痛处不可按，此乃虫积腹痛。考量前医之治，或用小建中加丁香温中补虚，和里缓急；或用十八味丁香透膈汤治脾胃不和，中寒上气；或用阿魏丸以消肉积，致腹痛加剧。其治之误在于未寻及病因，方不对证。故其治法当先以下法攻下虫积，内泻热结，后祛湿和胃，使脾胃健运，虫不复生。遂用大柴胡汤加味使虫与糟粕皆从大肠而出，再予小柴胡汤加减祛湿和胃而获愈。本案立足于虫积，治以攻下虫积，内泻热结，祛湿和胃而获效。

案例 2

曾记一人，阳黄吐蛔，又大发斑，阳毒证。口疮咽痛，吐蛔，皆以冷剂取效，是亦有阳证矣。

——《秘传证治要诀·卷之二·诸伤门·伤风寒》

按语： 此案为胃中热，致吐蛔。患者症见阳黄吐蛔，又大发斑，口疮咽痛，此乃胃中有热，阳证吐蛔。故其治法当清胃热。遂用冷剂而取效。此乃临证须明辨阴阳，执简驭繁，方不致有误之实例。

13. 郁病案

姑苏（苏州）朱子明之妇病，每发必长号数十声，暂止复如前。人以为厉鬼附身，莫能疗。戴思恭诊治后，断为郁病。认为痰闭于上，火郁于下，故长号则气稍舒。经云："火郁发之。"是矣。就用重剂涌吐药，服后吐出痰如胶者很多，乃愈。

——《趣话中医：孟景春解析古今名医趣案》

按语： 此案为气机郁滞，痰火闭阻于内，致郁病。患者症见每发必长号数十声，暂止复如前。此乃气机郁滞，痰闭于上，火郁于下，长号则气稍舒。故其治法当用吐法，涌去闭于上之痰，而发泄郁于下之火，使气机调畅。遂以重剂涌吐药，服后吐出胶黏痰而愈。本案立足于气机郁滞，痰火闭阻，治以吐法，涌去闭于上之痰，而发泄郁于下之火，使气机调畅而获效。

14. 腹泻案

案例 1

有年夏天，某书友腹部疼痛、腹泻，朱丹溪给他开了一帖中药，服了不见好转，又开了三帖，服后还是无效，弄得朱丹溪没了主意。再把药量加重一点，仍旧是老样子。

那位书友无奈，即到朱丹溪的学生家求医。学生戴思恭，字原礼，婺州浦江县人，随父徒步到义乌，从朱丹溪学医。丹溪见其颖悟倍常，倾心教他，思恭从此识日广，学日笃，遂以医鸣，名著东西浙。戴思恭知道他是老师的好友，热情接待了他。寒暄以后，书友求他治病，戴思恭感到奇怪，问道："你的病先生看过了吗？"书友说："看过了。"戴又详细询问病情，审视舌苔，仔细切脉，并认真分析了朱丹溪的处方，说道："先生开的药方是对的，晚生给你加上石榴皮三钱，试试看。"书友回到义乌，服药三帖，腹泻霍然而愈。

有一天，书友去见朱丹溪，满面红光，精神颇佳。丹溪很奇怪，问明情况，拿过处方一看，不觉高兴得喊了起来："对呀！好就好在这味药，石榴皮固涩、杀虫、止泻痢，治腹痛，缺它不可。这真是青出于蓝而胜于蓝。"

——《趣话中医：孟景春解析古今名医趣案》

按语：此案为脾胃虚弱，致腹泻。患者腹痛、腹泻，经朱丹溪连诊三次均未获效，后戴思恭在丹溪原方加石榴皮，连服三剂，竟获痊愈。以方测证，此乃脾胃虚弱，致腹泻。故其治法当补益脾胃，助运化湿，佐以涩肠止泻。故戴思恭于朱丹溪方中加石榴皮而获愈。临床上，腹泻大便次频量多，乃脾胃虚弱所致，腹痛可着眼于虫积于内，故加石榴皮一味。石榴皮味酸涩、性温，具涩肠止泻、杀虫止痛之功，一药而具三用，故丹溪见后，亦深表赞同。此乃药用一味之差而疗效迥异之实例。

案例 2

治一老人奉养大过，饮食伤脾，常常泄泻，亦是脾泄之疾。白术二两，炒，白芍药一两，酒拌炒，神曲一两半，炒，山楂一两半，炒，半夏一两，洗，黄芩五钱，炒。上为末，荷叶包饭煨为丸。

——《金匮钩玄·卷第一·脾泄》

按语：此案为脾虚食积，致脾泄。患者因奉养大过，过食肥甘厚味，饮食伤脾，常常泄泻。此乃脾虚食积，故其治法当补益脾胃，消食化积。遂用白术、白芍药、神曲、山楂、半夏、黄芩等为末，荷叶包饭煨为丸而获愈。方中白术、白芍实脾，神曲、山楂消食化积，半夏燥湿，因食积日久易化火，故加用黄芩泻火。以荷叶烧饭，升养脾胃清气，以助白术健脾补胃，滋养谷气。诸药合用，共奏健脾祛湿、消食化积之功。本案立足于脾虚食积，治以补益脾胃，消食化积而获效。

15. 疝病案

案例 1

一人病后饮水，病左丸痛甚，灸大敦，以摩腰膏摩囊上，上抵横骨，灸温帛覆之，痛即止，一宿肿亦消。

——《推求师意·卷之下·疝》

按语：此案为寒凝肝经，致疝病。患者病后饮水，症见左睾丸痛甚，此乃寒凝肝经。故其治法当温散肝经寒邪。遂灸大敦以散肝经寒凝，并以具有温阳活血、消肿定痛功效的摩腰膏摩囊上而获愈。本案立足于寒凝肝经，治以温散肝经寒邪，活血定痛而获效。

案例 2

予旧有甘橘积，后山行饥甚，食橘、芋，橘动旧积，芋复滞气，实时寒热，右丸肿大。先服调胃剂一二帖，次早注神使气至下焦，觉积动，呕逆，吐之复吐，后和胃气、疏通经络而愈。

——《推求师意·卷之下·疝》

按语： 此案为脾胃亏虚，中气下陷，经络气滞，致右睾丸肿大。患者旧有甘橘积，后山行饥甚，食橘、芋，橘动旧积，芋复滞气，症见畏寒发热，右睾丸肿大，此乃脾气下陷、经络气滞之证。故其治法当补益脾胃，升阳举陷，疏通经络，并佐以吐法。遂先服调胃药，后注神使气至下焦，觉积动，则吐而复吐，吐后和胃气，疏经络而获愈。本案立足于脾胃亏虚，中气下陷，经络气滞，治以补益脾胃，升阳举陷，疏通经络，并佐以吐法而获效。

16. 痢疾案

案例 1

治一老人，年七十，面白，脉弦数，独胃脉沉滑，因饮白酒作痢，下血、淡水、脓，后腹痛，小便不利，里急后重，参、术为君，甘草、滑石、槟榔、木香、苍术最少，下保和丸二十五丸。第二日前证俱减，独小便不利，以益元散服之。

——《金匮钩玄·卷第一·脾泄》

按语： 此案为脾虚湿热，又兼食积，致痢疾。患者因饮白酒作痢，症见面白，下血、淡水、脓，后腹痛，小便不利，里急后重，脉弦数，独胃脉沉滑，此乃脾虚湿热兼食积。其治法当健脾益气，清利湿热，消食化积。遂用人参、白术、甘草、滑石、槟榔、木香、苍术，水煎服，并吞服保和丸，后独小便不利，复以益元散而获愈。方中人参、白术健脾益气为君，苍术、滑石清利湿热为臣，槟榔、木香调气则后重自除为佐，生甘草调和诸药兼清热，保和丸消食化积。本案立足于脾虚湿热兼食积，治以健脾益气，清利湿热，消食化积而获效。

案例 2

孙郎中因饮水过多，腹胀，泻痢带白。苍术、白术、浓朴、茯苓、滑石，上煎，下保和丸。

——《金匮钩玄·卷第一·噤口痢》

按语：此案为湿热兼食积，致痢疾。患者因饮水过多，症见腹胀，泻痢带白，此乃湿热兼食积。故而治法当清利湿热，消食化积。遂用苍术、白术、厚朴、茯苓、滑石水，煎服，并吞服保和丸而愈。本案立足于湿热兼食积，治以清利湿热，消食化积而获效。

案例3

小儿八岁，下痢纯血，以食积治。苍术、白术、黄芩、白芍、滑石、茯苓、甘草、陈皮、炒曲，上煎，下保和丸。

——《金匮钩玄·卷第一·噤口痢》

按语：此案为湿热瘀积兼食积，致痢疾。患者年8岁，症见下痢纯血，此乃湿热瘀积兼食积。究其下痢纯血之机制，乃"热伤血深，湿毒相瘀，粘结紫色，则紫黑矣"。故其治法当清利湿热，消食化积。"法当辛苦寒凉药，推陈致新，荡涤而去。"遂用苍术、白术、黄芩、白芍、滑石、茯苓、甘草、陈皮、炒曲，水煎服，吞服保和丸而愈。本案立足于湿热瘀积兼食积，治以清利湿热，消食化积而获效。

17. 尿浊案

案例1

一人便浊，常有半年，或时梦遗，形瘦，作心虚主治，珍珠粉丸，和匀定志丸服。

——《金匮钩玄·卷第二·浊》

按语：此案为心气不足，心神失养，兼湿热下注，致尿浊。患者便浊常有半年，症见尿浊，或时梦遗，形瘦，此乃心气不足，心神失养，兼湿热下注。故其治法当补益心气，安神定志，佐以清利湿热。遂用珍珠粉丸合定志丸吞服而获愈，其中珍珠粉丸来源于《素问病机气宜保命集·卷下》，由珍珠、蛤粉、黄柏组成，主治精滑，白浊。定志丸来源于《世医得效方》，由人参、石菖蒲、远志、茯苓、茯神、辰砂组成，主治心气不足，小便白浊。本案立足于心气不足，心神失养，兼湿热下注，治以补益心气，安神定志，佐以清利湿热而获效。

案例2

一妇人年近六十，形肥，奉养膏粱，饮食肥美，中焦不清，浊气流入膀胱，下注白浊，白浊即是湿痰也。戴云：断用二陈汤去痰，加升麻、柴胡升胃中之清气，加苍术去湿，白术补胃，全在活法。服四帖后，浊减大半，觉胸满，因柴胡、升麻升动其气，痰阻满闭，用二陈汤加炒曲、白术。素无痰者，升动胃气不满。

——《金匮钩玄·卷第二·浊》

按语： 此案为痰湿下注膀胱，致尿浊。患者年近六十，形肥，奉养膏粱，饮食肥美，症见尿浊，此病属湿痰下注膀胱，故其治法当祛湿化痰，兼升胃中之气。遂用二陈汤加升麻、柴胡、苍术、白术，药后尿白浊减大半，但觉胸满。乃"因柴胡、升麻升动其气，痰阻满闭"而致，遂改用二陈汤加炒神曲、白术，方随证转，故获痊愈。本案立足于湿痰下注膀胱，治以祛湿化痰而获效。

（二）外科病医案

1. 肠痈案

一妇以毒药去胎后，当脐右结块，块痛甚则寒热，块与脐高一寸，痛不可按，脉洪数，谓曰：止瘀血流溢于肠外肓膜之间，聚结为痈也。遂用补气血、行结滞、排脓之剂，三日决一锋针，脓血大出，内如粪状者臭甚。病妇惊怕，予谓气血生肌则内外之窍自合，不旬日而愈。

——《推求师意·卷之上·杂病门·肠痈》

按语： 此案为气血亏虚，热壅毒聚，致肠痈。患者以毒药去胎后，当脐右结块，症见肿块痛甚则寒热，块与脐高一寸，痛不可按，脉洪数，此乃气血亏虚，热壅毒聚。究其成脓之机制，乃"热胜则肉腐，肉腐则为脓"。故其治法当补益气血，清热解毒化瘀，消肿散结排脓。遂用补气血、行结滞、排脓之剂，并用锋针排出脓血，使气血调和，脓血排除后而获愈。此乃内服补气血、行结滞、排脓之剂，外用锋针排出脓血，内治与外治相结合之实例。

2. 肩痛案

一人肩井后肿痛、身热且嗽，其肿按之不坚，此乃湿痰流结也。遂用南星、半夏、栝楼、葛根、芩、连、竹沥作煎饮之，烧葱根熁肿上；另用白芥子、白矾作小丸，用煎药吞二十丸。须臾痰随嗽出，半日约去三四碗而愈。

——《推求师意·卷之上·杂病门·肩痛》

按语：此案为湿痰毒聚，壅塞于肩，致肩痛。患者症见肩井后肿痛，但其肿按之不坚，身热，咳嗽，此乃痰湿毒聚，壅塞于肩。故其治法当祛湿化痰解毒，散结通络止痛。遂用南星、半夏、栝楼、葛根、黄芩、黄连、竹沥水煎内服，吞服白芥子、白矾所作小丸，外用烧葱根熁肿上通络止痛而获愈。此乃内服祛湿化痰解毒，外用散结通络止痛，内外兼施之实例。

（三）妇人病医案

胎化不成案

案例1

一妇经住三月后，尺脉或涩，或微弱，其妇却无病，知是子宫真气不全，故阳不施阴，不化精血，虽凝终不成形，至产血块，或产血胞。

——《推求师意·卷之下·妇人门·恶阻与胎化不成》

按语：此案为元气不足，致胎化不成。患者经住三月后，症见尺脉或涩，或微弱，不成胎，其妇却无病，此乃元气不足，子宫真气不全。究其不成胎之原因，乃"为母身之天真不足以化其胎"，或"父精不足"，故在三月则化不成形也。故其治法当培补元气。遂用补益元气之剂而使胎成。本案立足于元气不足，治以培补元气而获效。

案例 2

一妇年三十余，或经住，或成形未具，其胎必堕。察其性急多怒，色黑气实。此相火火盛，不能生气化胎，反食气伤精故也。因今住经第二月，用黄芩、白术、当归、甘草，服至三月尽止药，后得一子。

——《推求师意·卷之下·妇人门·恶阻与胎化不成》

按语：此案为相火火盛，兼气血不足，不能生气化胎。患者年三十余，或经住，或成形未具，其胎必堕，性多怒。症见色黑气实，现已停经二月，此乃相火火盛，兼气血不足。究其不能化胎之机制，乃"相火火盛，不能生气化胎，反食气伤精"。故而治法当清泻相火，补益气血。遂用黄芩、白术、当归、甘草，服至三月尽止药，后得一子。方中黄芩泻火安胎，白术健脾益气安胎，当归乃"血中气药"，可养血，甘草补中益气，调和诸药，四味药合用，则相火清，气血生，胎自安。本案立足于相火火盛，兼气血不足，治以清泻相火，补益气血而获效。

案例 3

一妇腹渐大如怀子，至十月，求易产药。察其神色甚困难。与之药，不数日，产白虫半桶。盖由妇之元气大虚，精血虽凝不能成胎，而为秽腐蕴积之久，湿化为热，湿热生虫，理之所有。亦须周十月之气发动而产，终是不祥，其妇不及月死。湿热生虫，譬之沟渠污浊积久不流，则诸虫生于其中矣！

——《推求师意·卷之下·妇人门·恶阻与胎化不成》

按语：此案为元气大虚，精血虽凝不能成胎。患者症见腹渐大如怀子，神色甚困难，至十月，求易产药，此乃元气大虚，精血虽凝不能成胎。究其不成胎之机制，乃"元气大虚，精血虽凝不能成胎，而为秽腐蕴积之久，湿化为热，湿热生虫"，也须满十月之气发动而产。故其治法当补益元气，清利湿热，兼驱虫。遂用易产药，祛除白虫。此乃元气大虚，精血虽凝不能成胎之实例。

（四）舌疾医案

舌疮案

　　曾有舌上病疮，久蚀成穴，累服凉剂不效，后来有教服黑锡丹，遂得渐愈。此亦下虚，故上盛也。

——《秘传证治要诀·卷之十·拾遗门·口舌》

　　按语：此案为真阳亏虚，上盛下虚，致舌疮。患者舌上病疮，久蚀成穴，累服凉剂不效，此乃真阳亏虚，上盛下虚。究其舌疮"久蚀成穴"之机制，乃久服凉剂不效，损伤真阳，致真阳亏虚，上实下虚。故而治法补益真阳，清上补下。遂用黑锡丹而愈。本案立足于真阳亏虚，上盛下虚，治以补益真阳，清上补下而获效。

戴思恭

后世影响

戴思恭的学术思想及其著述，有完善发扬滋阴学派之卓越功绩，并与吴门医派有深厚渊源，在中医理论上颇有建树，对中医学术发展具有深远影响。

一、历代评价

戴思恭为《明史》入传之著名医家。明代洪武年间（1368—1398），被朝廷征为正八品御医，授予"迪功郎"之官职。戴思恭在医学理论上，多能阐发《内经》之旨，开诸家之悟，历代对其评价甚高，众口皆赞。例如：

明代翰林学士王汝玉认为，戴思恭之医学"所得于丹溪者，触而通之，类而比之，研精殚思，明体适用……后之人能知丹溪之学者，是公有以倡启之也"（《明史·方技传》）。

明代"开国文臣之首"宋濂，在《宋学士文集·翰苑续集》中，撰文称赞戴思恭医术高妙，其谓"先生之道，治被滋广，而三尺之童，亦知（丹溪）先生之贤，此非原礼之所致耶"。

明代万历首辅大臣朱国桢，称赞戴思恭为"国朝之圣医"。

明代官礼部尚书胡濙赞扬戴思恭说："本朝太医院使戴原礼，得神农品尝之性，究黄帝问答之旨，明伊尹汤液之法，察叔和诊视之要，精东恒补泻之秘。故凡疗疾，加减用药，取效如神，虽古之扁鹊、华佗，不是过矣……味其论断，出新意于法度之中；推测病源，著奇见于理趣之极；观其随病加减之妙，不特药之咸精，抑亦治疗之有据，诚医门之准绳也。"

（见《秘传证治要诀·序》）

《明史·方技传》曰：戴思恭"学纯粹而识深远。"又曰："戴氏所著《证治要诀》《类证用药》诸书，皆概括丹溪之旨。又订正丹溪《金匮钩玄》三卷，附以己意，人谓无愧其师云。"

《四库全书总目提要》曰："原礼能调其偏，为善学者矣……"评价戴思恭所著《推求师意》曰："震亨（丹溪）以补阴为主，世言直补真水者，实由此开其端，书中议论，率皆本此意……此书独能委曲圆融，俾学者得其意，而不滋流弊、亦可谓有功震亨矣！"

戴思恭身为朱丹溪弟子，对朱丹溪之心法领悟最深，但也善于灵活运用刘完素、张子和、李东垣之长，而不拘泥于一家之说，且能独抒己见。因其医术高明，医德高尚，著书立说，完善滋阴学说，从而载誉史册，永世流芳。

二、学派传承

戴思恭是朱丹溪众弟子中最得其传者，同时也是传朱丹溪之学最有成效者。戴思恭治学既宗朱丹溪，而于刘完素、张子和、李东垣三家学说俱深入钻研，择善而从，不拘一家之说，亦无门户之见。他并未因先师之论而自囿，而是既能推求师意，细心钻研，得其奥旨，又能立足临床实际，透过师承，加以发挥。他以毕生精力致力于丹溪学说的完善与光大，用如椽之笔，补《金匮钩玄》，撰《推求师意》，使朱丹溪学说传世发扬。他的"气血盛衰论"，使朱丹溪"阳有余阴不足"理论更为具体；其学术思想和临证经验，对后来的汪机、王宾、盛寅等医家影响颇大，皆予以继承并发扬光大。

（一）汪机

汪机（1463—1539），字省之，别号石山居士，安徽省祁门县城内朴墅人，明代著名医家。《推求师意》（2 卷），为戴思恭于明永乐元年（1403年）所撰，原无刻本流传。嘉靖年间，为汪机所发现，乃录之以归，由门人陈桷校正刊行。

汪机是朱丹溪的私淑弟子，其学术思想也深受戴思恭的影响。戴思恭曰："捍卫冲和不息之谓气，扰乱妄动变常之谓火。"（《金匮钩玄·附录·气属阳动作火论》）戴思恭以气血为主，突出地论述了气血的病机，提出"气属阳动作火论"及"血属阴难成易亏论"。其较为突出的学术贡献，是对"气化火，血易亏"的气血盛衰论，阐述极为精当。戴思恭的"气血盛衰论"，不但使朱丹溪的理论更为具体，而且对其后汪机之"营卫论"，产生了深远的影响。汪机倡"卫有余营不足论"，谓卫有余而不待于补，营不足则以参、芪补之。汪机治病独重气血，实亦受戴思恭"气血盛衰论"的影响。汪机的代表著作，有《医学原理》及《石山医案》等。

（二）王宾

王宾，初名国宾，字仲光，号光庵，吴郡（今江苏苏州）人。隐居不仕，善画山水，为吴中名医。《古今医统大全·历世圣贤名医姓氏》曰："王仲光，吴郡人，有学不仕，资师于原礼，留心于医药，不以势利。郡守往访，避之而弗见。"

王宾的老师是戴思恭，是朱丹溪的再传弟子。王仲光原为儒者，不懂医理，慕名前来向戴思恭请教医道。其自身极有天赋，自学三年，便能就《素问》与戴思恭侃侃而谈。戴思恭不禁目瞪口呆，"大骇，以为不如，恐坏其技，于是登堂拜母，以定交"（《续医学·卷二》）。戴思恭藏有《朱彦修医案》（10 卷），秘而不传。元至正二十一年（1361），戴思恭珍藏之《丹溪医案》，被王宾攫取。与戴思恭同时代的苏州本地医家王仲光，"偷艺"

于戴思恭，终成医学大家。于是才有"王仲光医名吴下，吴下之医由是盛矣"，也为朱丹溪一派医学在吴中落地，开枝散叶，奠定了基础。

（三）盛寅

盛寅，字启东，吴江（今属江苏苏州）人，为戴思恭的再传弟子。据《吴江县志》记载："寅医得之王高士宾，宾得之戴原礼，原礼得之丹溪朱彦修，故其术特精。"盛寅从王宾学医，得金华戴思恭医术。王宾死前，由于家中无子继承自己的医术，于是就将从戴思恭所学医学知识传给了盛寅；盛寅尽得王宾之学而又有所发挥，通过临床实践，并研究《内经》等典籍，因此医术大有长进，就此成就了一代名医。其曾任北京、南京太医院御医，足见盛寅的人品及医术。

盛寅遵循并倡导"阳有余阴不足"论，强调"阴阳相抱"的诊疗"思辨观"。盛寅本与朱丹溪、戴原礼等，在学术上一脉相承，继承了戴思恭的气火论，故而其竭力倡导"气有余便是火""阳有余阴不足"的火热病机观点。盛寅的主要医学著作，有《医经秘旨》两卷，另著《流光集》（又名《盛御医集》），已佚。

三、后世发挥

（一）治泄泻之创新

戴思恭在继承朱丹溪学术思想的基础上，指出："泄泻者，水湿所为也，由湿本土，土乃脾胃之气也。得此证者，或因于内伤，或感于外邪，皆能动乎脾湿"《金匮钩玄·附录·泄泻从湿治有多法》。戴思恭还指出："凡泻水腹不痛者，是湿也；饮食入胃不住，或完谷不化者，是气虚也；腹痛泻水、腹鸣，痛一阵泻一阵，是火也；或泻，时或不泻，或多或少，是痰也；腹痛甚而泻，泻后痛减者，是食积也。"（《金匮钩玄·卷第一·泄泻》）其在校补朱丹溪的《金匮钩玄·附录·泄泻从湿治有多法》中，进一步论述说："夫泄有五，飧泄者，完谷不化而完出，湿兼风也；溏泄者，所下汁积枯垢，湿兼热也；鹜泄者，所下澄澈清冷，小便清白，湿兼寒也；濡泄者，体重软弱，泄下多水，湿自甚也；滑泄者，久下不能禁固，湿盛气脱也。"戴思恭在《秘传证治要诀·卷之八·大小腑门·溏泄》中，则从寒、热、暑、湿、脾气虚、食积、伤酒等方面论治泄泻。戴思恭对泄泻的病因病机，进行了更为深入的论述，提出"泄泻从湿治有多法"，如宜汗解、宜下而保安、宣化而得安、补养而愈、调和脾湿、升举而安、燥湿而后除及寒凉而愈的治疗思路，对后世医家治泄泻产生了深远影响。

1. 汪机

汪机是新安医学流派的先驱者，宗朱丹溪、戴思恭之说，擅用人参、黄芪益气升阳，健脾化湿止泻。汪机晚年所著《医学原理》中，具体论述了泄泻的病因病机。认为泄泻可因风壅肝木，损伤脾土，脾伤不能敷布水湿，是以飧泄；或因中气亏败，以致津液凝聚成痰，痰阻经络，致升降障碍，水液不能四溢，独流大肠，从而泄泻、小便短少。他还认为诸病亦多生于脾，无论肝木乘脾土还是内湿、外湿致病，其病变部位多以脾为主；脾虚则运化水湿无力，继而生湿；湿气阻遏，下行于大肠即为泄。脾的运化，主要依靠阳气的温煦气化。因此，汪机运用人参、黄芪为君药益气升阳健脾，并以之为化湿大法来治疗湿病，湿除则泄泻止。汪机在《石山医案·营卫论》中，引用《素问·阴阳应象大论》之论，言"《经》曰，精不足者，补之以味，参、芪味甘，甘能生血，非补阴而何？又曰，形不足者，温之以气，参、芪气温，又能补阳。故仲景曰，气虚血弱，以人参补之。可见参、芪不惟补阳，而亦补阴"。汪机在《营卫论》中，强调补营气已兼气血阴阳，也就是人身之元气；又根据营气由脾胃水谷之精所化生，随即强调了营气与脾胃的关系，认为"诸病亦多生脾胃"，人参、黄芪则为"补脾胃之圣药"。汪机还秉承朱丹溪之滋阴学说,在化湿同时配伍麦冬、白芍等清润之品,从而防止因化湿伤及脾胃之阴,其代表方剂为参苓白术散的加减化裁方。

2. 孙一奎

孙一奎(1522—1619),字文垣,号东宿,别号生生子,安徽休宁人,明代著名新安医家,亦是明代"温补培元"派的代表医家。孙一奎宗戴思恭健脾化湿治泻之法,治疗脾虚泄泻用四君子汤化裁,健脾益气兼化湿。所用钱氏白术散、实脾固肠丸、参苓白术散等方,凡伴有虚寒证者,则在原方基础上再加附子、干姜、肉桂三药以温中散寒。孙一奎治疗脾虚泄泻时喜用白术。如《赤水玄珠·泄泻门》曰:"一味白术散,治久泻脾虚、脾泄如神。"可以看出孙一奎治疗脾虚泄泻多以健脾为用,强化中州,重视后天之本,灵活运用健脾化湿法。

3. 王意庵

王意庵(1497—?),名王琠,字邦贡,号意庵,别号小药山人,安徽祁门县人,明代嘉靖时御医。当时,众多医家继承戴思恭的思想,在运用化湿法的同时,都重视调理脾胃。王意庵却独树一帜,其将化湿法与下法巧妙结合。如《意庵医案》曰:"进士郑伟直,山东人,乃妻久痢,百治不止,危笃,棺陈于堂。余视之,舌焦而燥,盖涩塞之过。以大黄、黄连、芍药,大剂通之,一下而愈。"大黄苦寒荡涤内蕴,黄连苦燥直折湿热,芍药酸甘化阴缓急,大剂一下一收,邪去阴存,久痢随之而止。书中可见王琠善用张仲景、戴思恭之法,旁撷各家及民间验方,临床经验丰富,医术精湛。因湿性黏滞,易阻气机,气不行则湿不化,使其病程缠绵难愈。王意庵常于化湿同时辅用言语安慰疏导患者,收事半功倍之效。

4. 叶桂

叶桂(1666—1745),字天士,号香岩,别号南阳先生。在治疗脾虚泄泻方面，亦宗戴思恭之法。在辨证论治时，在病因方面首重湿邪，法在祛湿；病本以脾胃为主，兼顾肝肾。叶桂以补脾气，温脾阳，调脾胃三种方法，论治脾虚型泄泻，同时补肾，标本兼顾。在《临证指南医案》"泄泻"篇中，对泄泻的论述较为详细。因"长夏湿热，食物失调"，或"长夏湿胜为泻"，或"阳衰寒湿沍凝"，均可导致泄泻。又因脾喜燥恶湿，湿易犯脾，无论寒湿泄泻、暑湿泄泻、湿热泄泻，均属湿邪侵及脏腑，而直接或间接地引起脾胃功能紊乱而致泄泻。叶桂在《临证指南医案》中，提出了"久泻无有不伤肾"，"久泻必从脾肾主治"等治疗法则，均是以健脾为主，调理胃肾为辅，特色鲜明。

（二）治痰证之发挥

戴思恭整理、补述朱丹溪的痰证诊疗理论，并对其有一定的发挥和运用。在痰证概念方面，戴思恭明确提出了痰与饮的区别。如《推求师意·卷之下·痰饮》指出："冷则清如其饮，热则浊如其痰。"关于痰证的病因病机，《推求师意·卷之下·痰饮》曰："痰饮因太阴湿土之化，生于脾胃，宁不生于六经乎。"戴思恭认为脾胃运化水谷精微，输布一身津液，津液可注于经脉，部分化生成血。经脉以胃气为本，经脉中津液与血液的运化也有赖于六经之气平和，若经脉运化不利，水盛与血互结，停痰瘀血滞于经脉，则害于人体。此乃痰"生于六经"的观点。戴思恭在《秘传证治要诀·卷之六·诸嗽门·停饮伏痰》中，总结了痰证的常见病证，即"为喘、为咳、为呕、为泄、为眩、为晕、心嘈、怔忡、惊悸、为寒热、痛肿、为痞膈、为壅闭，或胸胁间辘辘有声，或背心一片常如水冷，皆饮食所致。此即如水之壅，有瘀浊臭秽"；或"有卒然昏闷，口眼喎斜，似中而实非中，四肢战曳，身如浮云，似虚而实非虚"者。还依痰停部位，对其临床表现加以分类阐述。如痰在膈间，可见呕吐、反胃、喘满、咳逆、膈噎、吞酸、嘈杂、膨胀、痞、痛、泄利、不食；痰浊冲上，可见头痛、眩晕；痰浊溢下，可见足肿、癞疝；痰浊散于表，可见寒热、肿、肢节痛；痰聚于心，可见狂、昏仆、不语等。根据脾虚生痰之病机，戴思恭治痰主张以实脾燥湿为本，顺气为先，是治痰求本的体现。其推崇朱丹溪"善治痰者，不治痰而治气"的观点，认为"气顺则一身之津液随之而顺"。此外，《推求师意·卷之下·痰饮》中对痰证的治疗提出："可表者汗之，可下者利之，滞者导之，郁者扬之，热者寒之，寒者温之，塞者通之，虚者补而养之"。在治痰方药方面，戴思恭倡用苏子降气汤合导痰汤合煎治痰，既有苏子降气汤的疏理气机，又有导痰汤的化痰，气顺痰消而愈。其他，如二陈汤、小半夏茯苓汤、五膈宽中丸等也很常用。戴思恭秉承了朱丹溪所论治痰药物的功效和协同配伍方式。戴思恭论治痰证，既能穷其本源，挈其纲领，亦能分析入微，最为后世所肯定。

1. 汪机

汪机深受朱丹溪、戴思恭诊治痰证的学术影响，以脾虚为痰证主要病机，审因论治痰证。其门人陈桷整理的《石山医案》中，保留有 63 例从痰论治杂病的医案，并载有 98 首治痰方剂，给后世医家提供了非常有益的参考。汪机在《医学原理·卷之五·痰门》提出："痰本人之津液，盖由荣卫不清，凝结而成。"指出痰证的病因"有二因、五气之异。夫二因者，内外也；五气者，风寒暑湿味也"。具体阐明内因，是指"七情内乱，脏气不行，与其饮食不节，色欲过度，以致中气虚乏，运动失常所致，使津液不得舒布，凝聚而成痰者"；外因，"若因六淫伤胃，以致玄府不通，当汗不汗，蓄而成痰"。其所谓五气，是指风、寒、湿、热、味。汪机指出"其二因之中又必挟风、寒、湿、热、味五气"，并指出体内之"因外邪而动，其挟风者，乃风寒外束也；挟寒者，乃形寒饮冷也；挟湿者，乃停饮所致也；挟热者，乃火乘肺也；挟味者，乃肥甘过度也"。汪机还提出和气降痰，逐痰行气，补气运痰的治痰大法，以及"或汗，或下，或温，或清，或导，或散，或补，或泻"的具体治法。汪机对于瘰疬、瘿瘤、疮疡等病证因痰结聚者，均从痰论治。

汪机发展了朱丹溪、戴思恭诊治痰证的理论，强调重视培护元气，扶养脾胃而祛除病邪，擅用人参、黄芪甘温之味以治痰。其在《医学原理·营卫论》中，提出"阴不足者，补之以味，参、芪味甘，甘能生血，非补阴而何？又曰：阳不足者，温之以气，参、芪气温，又能补阳"。以此为基础，多佐以麦冬、白芍、黄芩、茯苓等清润甘寒之品以防伤阴，以及陈皮、枳壳、木香等利气药顺气化痰。汪机对苍术、白术、南星、半夏、橘红之类治痰特效药使用灵活，擅用引经药以增强疗效。如姜汁制药治疗阴火生痰者；黄芩治痰引痰下行；天花粉可治上焦热痰等。其辨证选方颇有心得，如《医学原理·卷之五·痰门》所述："风痰，治宜参苏饮、大小青龙汤之类加减；寒痰，宜丁香半夏丸之类加减；湿痰，宜冲和汤、茯苓汤之类加减；热痰，宜小黄丸、黄芩利膈散之类加减；食积痰，宜丹溪治食积痰丸之类加减。酒痰，用青黛、瓜蒌、葛花蜜丸，嚼化。若痰因火热逆而上行者，应首先降火，如白术、黄芩、石膏之类。痰结核在咽喉间，嗽不出，咽不下，宜化痰加咸能软坚之剂，如瓜蒌、杏仁、海石、连翘、桔梗等，少佐朴硝，蜜丸，嚼化。"

2. 孙一奎

孙一奎在其著作中，大量引述朱丹溪、戴思恭的痰证之论，并对痰证治疗有所创新发挥。根据《赤水玄珠》记载，从痰论治33种疾病，涉及治痰方剂186首。其治痰经验丰富，对后世有很高的参考价值。由其子泰来、朋来收辑孙一奎的治例，合编的《孙文垣医案》中，保存了痰证医案168例，有42例在不同阶段使用二陈汤加减，可见其深悟戴思恭治痰之心法，并从不同角度阐述痰证的病因病机。如《赤水玄珠·第六卷·痰饮门》曰："痰为津液脾湿所生，亦有因于火、因于气、因于虚、因于食者。"治疗时强调"治痰者，当察其所来之源"。《医旨绪余·卷上·论痰为津液脾湿所生》记载了具体的证治方药。

关于吐下法，指出"痰在经络中，非吐不可出，吐中就有发散之意"；痰胶固、脉浮、左右关脉滑大者，均可吐之；怕吐者，消息下之；凡人每日背上一条如线而寒起者，宜吐下之；痰在上焦、在膈上，须以瓜蒂散吐之；痰在中焦、在肠胃间，则用下法，同时扶正；痰在胃脘，宜用十枣汤逐下，然后以温药温胃气扶正，丁香、茯苓、半夏以温化痰浊，仍宜丁香半夏汤以"拔其根"。

关于利气治痰法，指出"治痰必先利气"，方药"宜七气汤、越鞠丸之类治之是也"；若因惊悸而气郁生痰，惊痰而"心痛颠疾以牛黄镇心丸之类治之"；若外受风邪，肺卫不利，气机不顺，生为风痰者，"治宜散风利气，如杏仁、枳壳、紫苏、前胡之类"。

关于健脾燥湿化痰法，提出脾虚生痰者，当慎用利药，注重保护正气；治以健脾燥痰为主，以二陈汤为基础加减。若脾气虚，中气不足，痰浊积聚者，不可峻用利药，宜当温补，使脾胃充实，痰自流动，"宜六君子汤之类"；若脾阳虚，虚冷痰，治宜"温暖脾胃，脾充而津液行矣，如干姜、白术之属是也"。

关于补肾降火祛痰法，属阴虚生痰者，或肾阴虚动火，或肾不纳气而水不归源而生者，"宜金匮肾气丸之类治之"。内有茯苓、泽泻，利水下行，使湿去而痰绝；地黄、山萸肉，补实肾水，水升则火自降，而全收藏之职。

此外，属火痰者，"因于火则治火，火降金清，秋令乃行，水无壅遏，痰安从生"；食积生痰者，以消食化积为主，"宜以保和丸类治之"。

孙一奎还极为称道朱丹溪、戴思恭有关痰瘀互结致病的观点。在《赤水玄珠·第一卷·风门·中风》中指出："津液者，血之余，行乎脉外，流遍一身，如天之清露。若血浊气滞，则凝聚为痰，痰乃津液之变，遍身上下，无处不到。"并以此病机指导中风治疗，倡导"治风之法，初得病即当顺气，及日久即当活血……盖风病未免有痰，治痰先治气，气顺则痰清。治风先治血，血行风自灭，顺气和血，斯得病情"。其自拟中风方（白术、川芎、天南星、半夏、芍药、茯苓、天麻、川归、生地黄、熟地黄、牛膝、酸枣仁、黄芩、橘红、羌活、防风、桂枝、红花、甘草、黄柏、竹沥、姜汁），"有补血活血之功，不致于滞；有健脾燥湿消痰之能，不致于燥；有清热，疏风开经络，通腠理，内固根本，外散病邪"。

（三）治郁证之新解

朱丹溪首倡六郁学说，创制六郁汤、越鞠丸等治郁名方。戴思恭在朱丹溪郁证论治的基础上，结合自己的临证经验，在《金匮钩玄·卷第一·六郁》中对郁证作了进一步的阐发。指出"郁者，结聚面不得发越也，当升者不得升，当降者不得降，当变化者不得变化也，此为传化失常，六郁之病见矣"。说明气机不畅，传化失常，升降失司，是导致六郁发生的基本病机。进而，又在《推求师意·卷之下·郁病》中提出"郁证多在中焦"这一论断，阐明六郁的病位在中焦。脾胃为全身气机升降的枢纽，脾主运化，胃主受纳，共司饮食水谷的消化、吸收与输布。脾主升清，胃主降浊，清升浊降则气机调畅。升降失常，则中焦气机阻滞，而发为六郁。究其病因，是由于感受外邪，以及食积、气滞等，打乱了人体升降与出入的平衡，郁滞日久则化火生热。脾失运化，导致痰湿内停，致使食、痰、湿、热壅滞中焦，最终导致瘀血诸证丛生，这是气、血、痰、火、湿、食六郁发生发展的病理演化规律。至于六郁的临床表现，《金匮钩玄·卷第一·六郁》曰："气郁者，胸胁痛，脉沉涩；湿郁者，周身走痛，或关节痛，遇阴寒则发，脉沉细；痰郁者，动则即喘，寸口脉沉滑；热郁者，瞀闷，小便赤，脉沉数；血郁者，四肢无力，能食，便红，脉沉；食郁者，嗳酸，腹饱不能食，人迎脉平和，气口脉紧盛者是也。"戴思恭论治六郁，分表里及中外风、寒、湿、热四气之不同。《推求师意·卷之下·郁病》曰："在表者汗之，在内者下之，兼风者散之；热微者寒以和之，热甚者泻阳救水，养液润燥，补其已衰之阴；兼湿者审其温之太过不及，犹土之旱涝也。寒湿之胜，则以苦燥之，以辛温之，不及而燥热者，则以辛温之，以寒调之。"务使"各守其经气而勿违"。用药重视升降，推崇气味浓烈、开发水谷之气的苍术；下气最速，善行郁结的香附；通利三焦，上至头目，下抵血海，为气血之使的川芎，三药并称理郁三大良药。戴思恭治疗郁证，辨证施治，组方用药，化裁灵活，对后世医家诊治郁证多有启迪。

1. 王纶

明代医家王纶为朱丹溪私淑弟子，对朱丹溪、戴思恭的六郁理论有所发挥。其在《明医杂著》中，论述气、血、痰、郁关系，谓"丹溪先生治病，不出乎气、血、痰，故用药之要有三：气用四君子汤，血用四物汤，痰用二陈汤。久病属郁，立治郁之方，曰越鞠丸。盖气、血、痰三病多有兼郁者，或郁久而生病，或病久而生郁，或误药杂乱而成郁。故余每用此方治病时，以郁法参之。气病兼郁，则用四君子加开郁药，血病、痰病皆然。故四法者，治病用药之大要也"。即气、血、郁皆能相因为病，或因郁而引起气病、血病、痰病，或因气病、血病、痰病而致郁病，"郁久而生病，或病久而生郁"。由于气病、血病、痰病为患多有兼郁，故治疗时必须以治郁法参之。王纶在总结朱丹溪杂病证治经验的同时，阐明了气病、血病、痰病与郁病之间的关系，说明郁病存在的广泛性以及郁病的重要性，在继承的基础上发展了朱丹溪、戴思恭的治郁学说。

2. 赵献可

明代医家赵献可，深入研究《内经》郁证理论，同时受戴思恭"郁病多在中焦"理论的启发，认为郁证不仅仅在中焦，亦与其他脏腑相关。其在《医贯·卷之二·主客辨疑·郁病论》中指出："凡病之起，多由于郁。

郁者，抑而不通之义……凡寒热往来、似疟非疟、恶寒发热、吞酸、胸痛、胁痛、小腹胀闷、头痛、盗汗、温疫、疝气、飧泄等证……推而伤风、伤寒、伤湿（除直中外），凡外感者，俱作郁看。"认为郁滞不通是造成一切外感、内伤的关键。根据"五行相因"理论，赵献可认为五脏之郁往往相因为病，其中以木郁引起诸郁最为普遍。木能生火，故木郁则火亦郁于木中，火郁则土亦郁，土郁则金亦郁，金郁则水亦郁。同时，木郁则甲胆少阳之气不伸，"不上伸则下克脾土，而金水并病矣"。治疗上，既然木郁可导致火、土、金、水之郁，使肝胆之气舒展，则诸证可解。赵献可"凡郁皆肝病""以一法代五法"的观点，对后世论治郁证多从肝入手多有启示。其主张治木郁而使肝胆之气舒展，则诸郁可随之而解。逍遥散是其治疗木郁的主方，常与左金丸、六味地黄丸合用。赵献可的郁证治法，对后世遣方用药颇有影响。

3. 孙一奎

明代医家孙一奎，也深受戴思恭"郁病多在中焦"论的启发，认为郁病不仅限于中焦，五脏功能本身失调亦可导致郁证。其在《赤水玄珠·第十一卷·郁证门》中引朱丹溪之说："病之属郁者十常八九，但病有因别脏所乘而为郁者，有不因别脏所乘而本气自郁者，此五郁也。"同时，列出五脏本气自郁证的临床表现：心郁者，神气昏昧，心胸微闷，主事健忘；肝郁者，两胁微膨，吸气连连有声；脾郁者，中脘微满，生涎，少食，四肢无力；肺郁者，皮毛燥而不润，欲嗽而无痰；肾郁者，小腹微硬，精髓乏少，或浊或淋，不能久立；又有肌郁，口苦，身微潮热往来，惕惕然如人将捕之。具体治疗用药：心郁者，治宜肉桂、黄连、石菖蒲；肝郁者，治宜青皮、川芎、吴茱萸；脾郁者，治宜陈皮、半夏、苍术；肺郁者，治宜桔梗、麻黄、豆豉；肾郁者，治宜肉桂、茯苓、小茴香；胆郁者，治宜柴胡、竹茹、干姜。还提到"又有素虚之人，一旦事不如意，头目眩晕，精神短少，筋瘘，气急，有似虚证。先当开郁顺气，其病自愈。宜交感丹（香附、茯神），不效用归脾汤"。

4. 其他医家

戴思恭之郁证主中焦说，理、法、方、药完备，实补朱丹溪"六郁"学说之未逮，后世医家论郁者，言必宗朱丹溪、戴思恭之说。明代王安道，认为感受外邪、情志郁结皆可致郁，而非独五郁，补充和发展了郁证的病因理论。明·虞抟所著《医学正传》，首先明确采用郁证为病证名称。明·张景岳在《景岳全书·杂证谟》中，同时收录朱丹溪、戴思恭郁证之说，并引述程玠《松厓医径》所论补充说："热郁而成痰，痰郁而成癖，血郁而成瘕，食郁而成痞满，此必然之理。"以此扩充了郁证的范围，并提出关于情志治疗的方法。清·季楚重从肺之升降失司论郁，而何梦瑶不从肺论郁，强调应从肝论郁，又将气郁细分为风寒郁热、饮食郁热、痰饮郁热、瘀血郁热、水湿郁热、肝气郁热、脾气郁热等七种。历代医家不断对郁证学说进行补充和发挥，使其日臻成熟与完善。

（四）吴门医派的形成与发展

元明时期，苏州名医戴思恭、王履、赵良仁等，师承金元四大家之一的朱丹溪；著有《金匮钩玄》《秘传证治要诀》《金匮方衍义》《医经溯洄集》等书，对中医理论多有阐发；葛应雷、葛可久父子，吸取刘完素所创"河间学派"、张元素所创"易水学派"的成就，善治疑难杂证，享誉于江南，著有《十药神书》以传世。从此"吴医"进入了一个大发展的新时代。

梳理吴门医派的形成，戴思恭为开山鼻祖；与戴思恭同时代的苏州本地医家王宾（字仲光）"偷艺"于戴思恭，终成医学大家，也开创了苏州"多名医、多御医、多著述"的"吴医"新局面。吴门医派，是戴思恭来吴行医后开始形成、发展起来的。正如当代名医吴怀棠在《吴中名医录》序言中所说："有闻名邦国者，有饮誉乡里者，有创造发明、著书立说而成为一代宗师者，有精于脉理、善诊妙治而留范千百医案者，有广注阐解经典者，有专论克治时病者，有精通诸科者，有独善一技者。总观诸贤，不唯医道高超，且皆医德隆厚。"

薛己，字新甫，号立斋，吴县（今江苏苏州）人。自幼继承家学，精研医术，兼通各科，尤以儿科、外科登峰造极，是明代著名医学家。正德年间，薛己任御医、院判时，"历仕孝武两朝，视篆南北医院，尽阅中秘奇方，遍友海内名士，闻见宏博……研精覃思，遂能察见脉理，所投立效"。明初中期，刘完素、朱丹溪学说盛行，医家多重视寒凉降火，克伐生气，产生流弊。薛己融李东垣脾胃学说及王冰、钱乙肾命水火学说于一炉，重视先后二天的辨证，治疗用药倡导温补，对后世温补学派的产生与形成，颇有启发。薛己多以李东垣补中益气汤为主，治疗脾胃亏损之证；以张仲景八味地黄丸益火之源，以钱乙六味地黄丸壮水之主，治疗肾中水火不足者，开温补脾肾之先河。其著有《内科摘要》《外科发挥》《外科枢要》《外科心法》《外科经验方》《疠疡机要》《女科撮要》《保婴金镜录》《口齿类要》《正体类要》《本草约言》等，并对其父薛铠的著作《保婴撮要》，钱乙的《小儿药证直诀》，王纶的《明医杂著》，陈文中的《小儿痘疹方论》等加以注评。明·钱海石在《明医杂著》序中，述及"尝闻姑苏传刘、张医学，乃自葛应雷始，自后王安道，赵良仁辈，各著《会同》《医韵》《节药要》等书，世所宝藏，则苏之医派实薛君崛起于后，渊源有自矣"。

唐大烈，字立三，号笠山，一号林嶰，长州（今江苏苏州）人，曾任典狱官，每为狱囚诊治疾病，于乾隆中期后成为名医，是真正以"吴医"广传天下者。朱克柔在《书〈吴医汇讲〉后》称赞其"学富思深，医林重之"。乾隆年间，唐大烈身处苏州"文献之邦，乃良医荟萃之域"，于是仿效康熙年间过绎之所辑《吴中医案》一书，汇辑吴中40余名医家、百余篇文章为一书，名为《吴医汇讲》。《吴医汇讲》创刊于清乾隆五十七年

（1792），停刊于清嘉庆六年（1801），前后历时10年，共刊出11卷，每卷均合订为一本，是类似年刊性质的中医杂志。其范围包括内、外、妇、儿各科，内容涉及经典医籍的注解阐发、学术理论的探讨辨论、医疗经验的总结、药物方剂的考证解释、习医和读书方法的论述、医话、歌诀以及杂记等多方面。第一卷卷首刊登的征稿启事中说："凡属医门佳话，发前人之所未发，可以益人学问者，不拘内、外、女、幼各科均可辑入；若是人云亦云者，因旧籍已多，则不复赘。凡高论赐光，不分门类，不限卷数，不以年次序先后，也不以先后受限制，以冀日增月益，可成大观。"正是由于唐大烈精心编辑，严谨选稿，仔细考订，方才交付刻印，使《吴医汇讲》具有较高的质量，刊载了不少有价值的学术文章。如清代叶天士的《温证论治》、薛生白的《日讲杂记》、王绳林的《考正古方权量说》等名著。《吴医汇讲》成为我国历史上最早的医学刊物，其收录内容广泛，题材丰富；既对当时医学交流发挥了积极作用，也对保存、传播当时医家的论述和经验做出了巨大贡献。从此，"吴医"名称盛行于世。

　　自元末明初，戴思恭徙吴行医，传王仲光而使"吴中医称天下"以来，明中叶由薛己作为"苏之医派崛起于后"的代表人物，至有清代温病学派的兴盛，唐大烈成为吴中医学广传天下的第一人，前后400多年间，形成了世人瞩目，传承不衰的吴门医派。吴门医派形成的过程中，医家群星璀璨。据《吴中名医录》记载，苏州历代医家有1200余人，著作500多部，其名医之多，著作之富，是国内任何一个地区都无法比拟的。特别是明清时代，温病学派大家王履、吴又可、叶天士、薛雪；伤寒学派大家柯韵伯、徐灵胎、尤怡；杂病大家戴思恭、王仲光、葛可久、缪希雍、李中梓、叶天士等；以及以薛己、王维德、高秉钧等为代表的外科流派大家；还有御医者众多。代表人物，有明代戴思恭、盛寅、钱瑛、卢志、薛铠、薛己、徐镇、刘观、何顺中；清代徐灵胎、曹沧洲、邓星伯、潘霨等著名医家，涵盖了临床各科，临诊技艺可谓登峰造极。影响较大的"吴医"医学古籍，有宋代的《女科万金方》，元代的《泰定养生主论》《十药神书》等，明代的《医经溯洄集》《薛氏医案二十四种》《神农本草经疏》等，清代的《绛雪园古方选注》《临证指南医案》《医经原旨》《温热论》《湿热论》《徐氏医书六种》《张氏医通》《伤寒贯珠集》《外科证治全生集》《世补斋医书》等。然而真正形成吴门医派鲜明学术特点的，还是在外感热病方面创立的温病学说，在内伤杂病方面精于辨证论治，特别是温病学体系的确立，成了吴门医派区别于其他中医学术流派的重要内涵和灵魂。

综上所述，戴思恭继承《内经》及张仲景学术，旁涉巢元方、陈无择、刘完素、张子和、李东垣之论，秉承朱丹溪之学；基于朱丹溪之"阳常有余，阴常不足"之论，提出"气属阳，动作火论""血属阴，难成易亏论"等，并发挥朱丹溪之痰证学说、郁证学说；其虽称述而不作，然析理探微，推求师意，细心钻研，得其奥旨，阐发朱丹溪未竟之意。戴思恭不仅学术理论见解独到，而且临证经验极为丰富，对后世之唐大烈、薛己、孙一奎、汪机、王意庵、王宾、盛寅等数位医家的学术思想和临证经验影响深远，并促进了"吴门医派"的形成。戴思恭为朱丹溪高足，乃传朱丹溪之学而最有成就者，其贡献卓著，医术精深，故青史留名，其立德立言，千古不朽，永世传颂！

戴思恭

参考文献

著作类

［1］戴思恭.推求师意［M］.北京：人民卫生出版社，1987.

［2］戴思恭.金匮钩玄［M］.上海：上海科技出版社，1989.

［3］戴原礼著；才维秋等校注.秘传证治要诀及类方［M］.北京：中国中医药出版社，1998.

［4］黄帝内经素问［M］.北京：人民卫生出版社，1963.

［5］难经［M］.北京：科学技术文献出版社，2004.

［6］张机.伤寒论［M］.北京：人民卫生出版社，1987.

［7］张机.金匮要略［M］.北京：人民卫生出版社，2005.

［8］巢元方.诸病源候论［M］.北京：中国中医药出版社，2011.

［9］孙思邈.备急千金要方［M］.北京：人民卫生出版社，1957.

［10］陈无择.三因极一病证方论［M］.北京：中国中医药出版社，2007.

［11］太平惠民和剂局.太平惠民和剂局方［M］.北京：人民卫生出版社，2007.

［12］严用和.严氏济生方［M］.北京：中国中医药出版社，2007.

［13］朱肱.伤寒类证活人书［M］.北京：中医古籍出版社，2012.

［14］张子和.儒门事亲［M］.北京：人民卫生出版社，2005.

［15］李杲.脾胃论［M］.北京：人民卫生出版社，2005.

［16］李杲.兰室秘藏［M］.北京：人民卫生出版社，2005.

［17］朱震亨．格致余论［M］．北京：中国中医药出版社，2005.

［18］朱震亨．丹溪心法［M］．北京：人民卫生出版社，2005.

［19］王履．医经溯洄集［M］．上海：上海中医药大学出版社，2011.

［20］滑寿著，汪机续注；冯明清等校注．读素问钞［M］．河南：河南科学技术出版社，2014.

［21］汪机．医学原理［M］．北京：中国中医药出版社，2009.

［22］汪机．运气易览［M］．北京：中国中医药出版社，2016.

［23］汪机．针灸问对［M］．太原：山西科学技术出版社，2012.

［24］李梴．医学入门［M］．北京：中国中医出版社，1995.

［25］薛己．薛氏医案［M］．北京：中国中医药出版社，1997.

［26］薛己．外科发挥［M］．北京：人民卫生出版社，2006.

［27］薛己．内科摘要［M］．北京：中国中医药出版社，2012.

［28］薛己．女科撮要［M］．北京：中国中医药出版社，2015.

［29］张介宾．景岳全书［M］．北京：人民卫生出版社，2007.

［30］赵献可．医贯［M］．北京：人民卫生出版社，1959.

［31］盛寅著．医经秘旨［M］．南京：江苏科学技术出版社，1984.

［32］孙一奎．赤水玄珠［M］．北京：中国中医药出版社，1996.

［33］孙一奎．孙文垣医案［M］．北京：中国中医药出版社，2009.

［34］孙一奎．医旨绪余［M］．北京：中国中医药出版社，2008.

［35］王纶．明医杂著［M］．北京：人民卫生出版社，2007.

［36］虞抟．医学正传［M］．北京：中医古籍出版社，2002.

［37］叶天士著；程门雪校注．叶氏医案［M］．北京：中国中医药出版社，2010.

［38］叶天士著；李顺保、褚玄仁校注．温热论［M］．北京：学苑出版社，

2014.

［39］叶天士．临证指南医案［M］．北京：人民卫生出版社，2006.

［40］陈梦雷．古今图书集成医部全录［M］．北京：人民卫生出版社，
　　　1988.

［41］唐竺山．吴医汇讲［M］．北京：中国中医药出版社，2013.

［42］张廷玉．明史［M］．北京：中华书局，2015.

［43］纪昀．四库全书精华［M］．北京：北京联合出版公司，2015.

［44］陈邦贤．中国医学史［M］．北京：商务印书馆，1995.

［45］任应秋．中医各家学说［M］．上海：上海科学技术出版社，1980.

论文类

［1］张志远．丹溪二弟子传［J］．东中医学院学报，1982，6（2）：60-63.

［2］李仁述．明代医家戴思恭［J］．浙江中医学院学报，1983，10（4）：
　　　39-41.

［3］陆文彬．盛寅《医经秘旨》学术经验撷菁［J］．辽宁中医杂志，1987，
　　　25（1）：34-36.

［4］张志远．戴思恭家世补考［J］．重庆中医药杂志，1987，12（3）：42.

［5］陈汉雄．《推求师意》点注本辨正［J］．上海中医药杂志，1988，10（4）：
　　　43-45.

［6］蔡鑫培，叶新苗．戴原礼论郁述要［J］．浙江中医学院学报，1989，13
　　　（4）：31-32.

［7］陈天祥，沈万生．戴思恭与《金匮钩玄》［J］．中医杂志，1989，48（6）：
　　　10-12.

［8］杨杏林.论戴思恭对丹溪学说的贡献［J］.吉林中医药，1990，35（3）：38-39.

［9］席管劳.戴思恭郁证辨治探要［J］.四川中医，1991，13（2）：7.

［10］长青.戴思恭［J］.山西中医，1993，9（4）：37.

［11］方本荣，沈钦荣.戴思恭郁证主中焦说探析［J］.江苏中医，1996，17（1）：37-38.

［12］张鸣钟.号"斋"名医琐谈［J］.河南中医，1997，17（1）：50-51.

［13］赵胜权.戴思恭学术思想撷英［J］.光明中医，2001，16（1）：48-50.

［14］刘玉玮.明代丹溪学派考［J］.中华医史杂志，2001，21（3）：165-170.

［15］杨际超，陈志忠.诸郁辨析［J］.滨州医学院学报，2001，24（5）：512-513.

［16］李林.《秘传证治要诀及类方》的考证［J］.内蒙古中医药，2002，31（6）：39-40.

［17］胡方林，刘仙菊，易法银.戴思恭学术思想及其对丹溪学说发挥考释［J］.中华中医药学刊，2002，20（11）：72-73.

［18］陈汉雄.《戴原礼医论》文献引证的探讨［J］.中华医史杂志，2003，33（1）：57-59.

［19］张存悌."求所从来，方为至治"考释［J］.中医药学刊，2004，22（5）：909-910.

［20］沈思钰，张永文，商玮，等.戴思恭对朱丹溪中风论治学术思想阐发探要［J］.云南中医学院学报，2004，27（9）：7-8.

［21］刘时觉，薛轶燕.《丹溪医按》的流传和考证［J］.中华医史杂志，

2005，35（2）：79-82.

［22］傅金缄.戴思恭治病重胃气学术思想探讨［J］.浙江中医杂志，2005，38（3）：96-97.

［23］吴晓青.郁证皆在中焦说略［J］.辽宁中医药大学学报，2005，32（9）：452.

［24］王琦.师承论［J］.中医教育，2006，25（3）：65-68.

［25］韩一龙，李京玉.论戴思恭对气血的阐发［J］.时珍国医国药，2006，17（5）：864.

［26］徐光勋，崔红生.哮病宿根探析［J］.中国中医基础医学杂志，2007，13（3）：184-185.

［27］张家玮，裴俭.中医郁证学说发展溯源［J］.国际中医中药杂志，2009，31（1）：57-59.

［28］姜德，徐暾海，周铭心.朱丹溪学术思想脉络传承的方剂计量学研究［J］.中国中医基础医学杂志，2009，15（5）：347-349.

［29］陈艳红，安丽萍，陈雅民.糖尿病周围神经病变中医历代看法探析［J］.河北医学，2009，15（7）：878-880.

［30］陆文彬.盛寅的医学"教育观"和诊疗"思辨观"研究［J］.甘肃中医，2010，23（2）：1-4.

［31］龙玲.戴思恭郁证、痰饮证治学术思想探析［J］.山西中医学院学报，2012，13（3）：22-23.

［32］严余明，竹剑平.《金匮钩玄》学术思想探讨［J］.浙江中医杂志，2013，48（1）：60-61.

［33］胡谦，王浩，李泽庚，等.戴思恭辨治咳嗽探析［J］.中医药临床杂志，2013，25（1）：71-72.

［34］王健.六郁学说探析［J］.中国民间疗法［J］.2014，22（2）：5-6.

［35］胡玉翠，汪伟，段雷.浅谈朱丹溪及其弟子论郁证［J］.浙江中医药大学学报，2014，38（2）：1387-1389.

［36］相鲁闽.《推求师意》与六郁之病证治［J］.河南中医，2014，34（6）：1174-1174.

［37］胡玉翠，汪伟，段雷.浅析戴思恭论治泄泻之思路［J］.浙江中医药大学学报，2014，38（8）：951-952.

［38］许小凤，顾灵，顾颖.吴门医派月经病证治学术思想探微［J］.中医杂志，2014，55（9）：806-808.

［39］王紫逸，张琪.朱丹溪论"痰"［J］.浙江中医杂志，2014，49（12）：861-862.

［40］衣标美，潘桂娟.朱丹溪诊治"痰郁"的法则探讨［J］.中华中医药杂志，2015，30（4）：980-983.

［41］欧阳八四.吴医与吴门医派［J］.西部中医药，2015，28（8）：35-36.

［42］陈伟杰，江松平，郭倩.略论朱丹溪六郁学说［J］.江苏中医药，2015，47（9）：12-13.

［43］汪伟，段雷，谭辉.中医"六郁"之说学术源流探析［J］.湖北中医药大学学报，2016，18（2）：53-55.

［44］石昆，郑婧，王群，等.张志远论治郁证经验［J］.山东中医杂志，2016，35（9）：815-816.

［45］张旭，王育林.《推求师意》作者考证［J］.北京中医药大学学报，2017，40（9）：718-721.

［46］王文锐.朱丹溪杂病治痰浅探［J］.中医药临床杂志，2018，30（9）：1603-1604.

［47］王睿淏，齐亚军，苏悦.汪机《石山医案》痰证误治纠正医案赏析
　　　［J］.江苏中医药，2020，52（3）：71-73.

［48］焦久存.《证治准绳女科》的文献研究［D］.石家庄：河北医科大学，
　　　2002.

［49］李成文.宋金元时期中医学发展创新因素研究［D］.郑州：河南中医
　　　学院，2007.

［50］杨盛名.中医郁证文献探要［D］.北京：中国中医科学院，2007.

［51］谭学林.明清医家肺痨证治的研究［D］.贵阳：贵阳中医学院，2007.

［52］姜德.运用方剂计量学探讨朱丹溪学术流派特点［D］.乌鲁木齐：新
　　　疆医科大学，2008.

［53］叶秀英.头痛古医籍整理研究［D］.广州：南方医科大学，2009.

［54］郭军会.脾肾相关理论在名中医消渴病医案中应用的数据挖掘研究
　　　［D］.沈阳：辽宁中医药大学，2010.

［55］陈绍倪.明代各流派医家治疗痞满的理论研究与用药思路［D］.南京：
　　　南京中医药大学，2014.

［56］衣标美.丹溪学派诊治痰证的理论研究［D］.北京：中国中医科学院
　　　中医基础理论研究所，2016.

［57］谢英峰.基于中华医典对宋金元时期医家治疗胃痛用药的规律整理
　　　［D］.广州：广州中医药大学，2017.

［58］席崇程.基于数据挖掘研究朱丹溪气血痰郁学说及其处方用药规律
　　　［D］.北京：北京中医药大学，2018.

［59］孙元莹，吴深涛，王得力.畿辅医派源流概况［A］.地域医学流
　　　派——中华中医药学会第四次中医学术流派交流会论文集［C］.北京：
　　　2012，96-101.

汉晋唐医家（6名）

张仲景　王叔和　皇甫谧　杨上善　孙思邈　王　冰

宋金元医家（19名）

钱　乙　刘　昉　陈无择　许叔微　陈自明　严用和

刘完素　张元素　张从正　成无己　李东垣　杨士瀛

王好古　罗天益　王　珪　危亦林　朱丹溪　滑　寿

王　履

明代医家（24名）

楼　英　戴思恭　刘　纯　虞　抟　王　纶　汪　机

薛　己　万密斋　周慎斋　李时珍　徐春甫　马　莳

龚廷贤　缪希雍　武之望　李　梴　杨继洲　孙一奎

吴　崑　陈实功　王肯堂　张景岳　吴有性　李中梓

清代医家（46名）

喻　昌　傅　山　柯　琴　张志聪　李用粹　汪　昂

张　璐　陈士铎　高士宗　冯兆张　吴　澄　叶天士

程国彭　薛　雪　尤在泾　何梦瑶　徐灵胎　黄庭镜

黄元御　沈金鳌　赵学敏　黄宫绣　郑梅涧　顾世澄

王洪绪　俞根初　陈修园　高秉钧　吴鞠通　王清任

林珮琴　邹　澍　王旭高　章虚谷　费伯雄　吴师机

王孟英　陆懋修　马培之　郑钦安　雷　丰　张聿青

柳宝诒　石寿棠　唐容川　周学海

民国医家（7名）

张锡纯　何廉臣　陈伯坛　丁甘仁　曹颖甫　张山雷

恽铁樵